替换食谱系列

高血压
替换食谱

胡维勤 编著

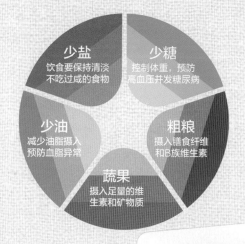

少盐 饮食要保持清淡不吃过咸的食物

少糖 控制体重，预防高血压并发糖尿病

少油 减少油脂摄入预防血脂异常

粗粮 摄入膳食纤维和B族维生素

蔬果 摄入足量的维生素和矿物质

U0263799

SPM 南方出版传媒

广东科技出版社 | 全国优秀出版社

·广州·

图书在版编目（CIP）数据

高血压替换食谱 / 胡维勤编著. —广州：广东科技
出版社, 2016.8
  （替换食谱系列）
  ISBN 978-7-5359-6546-2

  Ⅰ.①高…　Ⅱ.①胡…　Ⅲ.①高血压—食物疗法—食
谱　Ⅳ.①R247.1②TS972.161

  中国版本图书馆CIP数据核字(2016)第162962号

高血压替换食谱
Gaoxueya Tihuan Shipu

责任编辑：马霄行　李誉昌
封面设计：深圳市金版文化发展股份有限公司
责任校对：吴丽霞　黄慧怡　蒋鸣亚　梁小帆
责任印制：吴华莲
出版发行：广东科技出版社
　　　　　（广州市环市东路水荫路11号　邮编：510075）
http://www.gdstp.com.cn
E-mail：gdkjyxb@gdstp.com.cn（营销中心）
E-mail：gdkjzbb@gdstp.com.cn（总编办）
经　　销：广东新华发行集团股份有限公司
排　　版：深圳市金版文化发展股份有限公司
印　　刷：深圳市雅佳图印刷有限公司
　　　　　（深圳市龙岗区坂田大发埔村大发路29号C栋1楼　邮编：518000）
规　　格：787 mm×1 092 mm　1/16　印张13　字数260千
版　　次：2016年8月第1版
　　　　　2016年8月第1次印刷
定　　价：35.00元

如发现因印装质量问题影响阅读，请与承印厂联系调换。

前言

高血压一种常见的心血管疾病，同时也是全球范围内的重大公共卫生问题。据统计，在我国每5个成人中就有1个人患有高血压。近年来，我国因高血压引发的各种心脑血管疾病的死亡率排到了所有疾病死亡率的第一位。

高血压并非绝症，只要合理控制，就可以将高血压的危害降到最低。医学研究证明，早期预防、稳定治疗、养成健康的生活方式可使75%的高血压及其并发症得到预防和控制。由此可见，加强对高血压的认识以及高血压患者的自身管理对于防治高血压有着重要的意义，而饮食控制则是高血压患者进行自我管理的一项重要内容。

在日常生活中，对于许多高血压患者来说，吃什么、怎么吃，是他们最关心的问题之一。我们这本《高血压替换食谱》，就是要帮您解决这个问题。

首先，在第一章中，为您介绍高血压的相关科学常识，以及一些饮食方面的知识；第二章针对不同类型的高血压，在饮食上进行多种不同的营养搭配；第三章则为您介绍一些可以互相替换食用的食材，让高血压患者的餐桌不再单调和寡味；第四章介绍一些美味又健康的药膳、药茶；第五章介绍高血压患者忌吃的食物。

衷心希望本书能对高血压患者和家属有一定的帮助，同时，在编撰的过程中，难免出现疏漏，欢迎广大读者提出宝贵的意见，也祝愿所有高血压患者能早日康复。

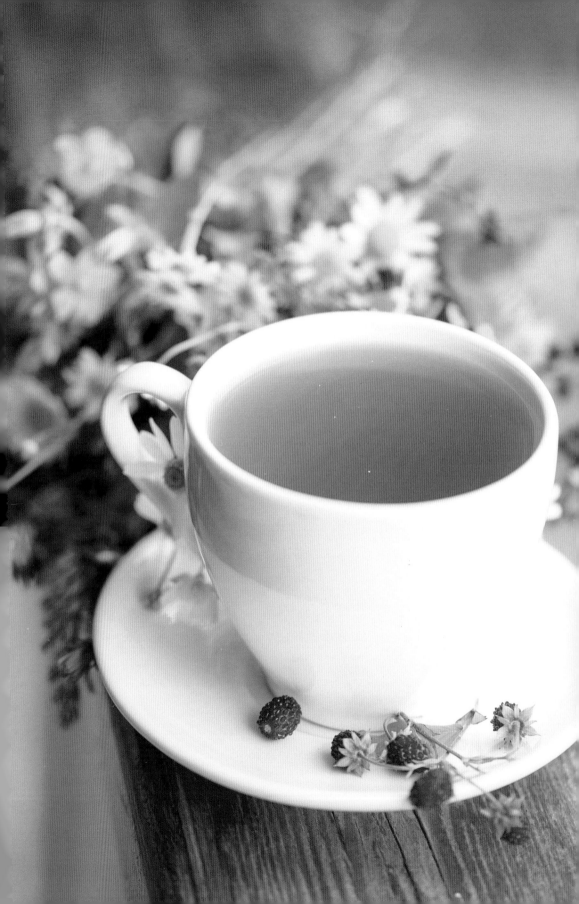

目录 CONTENTS

Part 1 带你了解高血压

高血压是一个我们耳熟能详的医学术语，但是关于高血压的专业概念、专业知识和健康常识，很多人却说不清楚。下面，我们就来看一下，到底什么是高血压，深入了解一些和高血压相关的健康常识。

Part 2 高血压分型食谱替换，每日都有新花样

中医按病因将高血压分为七种不同的类型，根据不同类型，安排不同的饮食。本章针对各类型高血压做各种不同的营养配餐，替换起来非常方便，让你轻轻松松达到降压的效果，减缓不适症状。

Part 3 降压食材轻松替换，让您的降压之路不再寡味

高血压患者的日常饮食往往会受到各种限制，在食材的选择上也难免单一。
本章为您介绍一些可以互相替换的食材，供您选择，让您的餐桌不再单调，
让您的降压之路不再寡味。

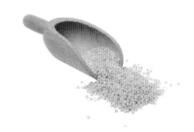

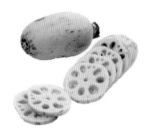

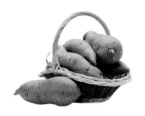

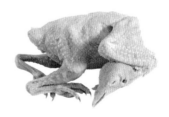

Part 4 特效药膳药茶，轻松降低血压

将有助于降血压的中药材和常见食材相结合，就能做出美味又健康的药膳药茶，帮助高血压患者轻轻松松降低血压。

Part 5 慎吃食材

高血压患者在日常饮食中，要慎吃一些不利于控制血压的食物，如高盐、高脂等食物。只有在日常饮食中避开这些食物，才能够更加有效地控制血压。

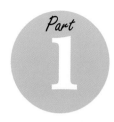

带你了解高血压

高血压是一个我们耳熟能详的医学术语，但是关于高血压的专业概念、专业知识和健康常识，很多人却说不清楚。下面，我们就来看一下，到底什么是高血压，深入了解一些和高血压相关的健康常识。

有关高血压的常识

▶ 高血压是什么？

血压是指血液在血管中流动的时候，对血管壁所产生的侧压力。高血压就是指收缩压和或舒张压升高的临床症状。

医学调查表明，血压有个体和性别的差异。一般说来，肥胖的人血压稍高于中等体格的人，女性在更年期前血压比同龄男性略低，更年期后动脉血压有较明显的升高。很难在正常血压与高血压之间划一明确的界限，高血压定义与诊断分级标准规定，收缩压≥140毫米汞柱（18.6千帕）和或舒张压≥90毫米汞柱（12.0千帕）为高血压。

▶ 高血压的诊断标准是什么？

我国2011年高血压防治指南对于血压水平的分类和定义是这样阐述的：

收缩压＜120毫米汞柱（16.0千帕）并且舒张压＜80毫米汞柱（10.67千帕）的称为正常血压；收缩压为120~139毫米汞柱（16.0~18.35千帕）和或舒张压为80~89毫米汞柱（10.67~11.87千帕）的称为正常高值；收缩压≥140毫米汞柱（18.6千帕）和或舒张压≥90毫米汞柱（12.0千帕）的就可以诊断为高血压。

其中，高血压又分为单纯收缩期高血压、1级高血压（轻度高血压）、2级高血压（中度高血压）和3级高血压（重度高血压）。

高血压青睐哪些人？

高血压和其他病症一样，也有易发人群。大量的临床数据显示，下面这些人群是高血压青睐的人群。

男性

男性在社会生活中承担着更大的压力。当人们遇到压力或者危险时，会变得心跳加快、血压骤升。医学研究发现，工作繁忙紧张的人、经常遭受强大压力的人，心理会一直处于紧张状态，血液中去甲肾上腺素的含量较高，相对来说更容易患高血压。

年龄大者

高血压的患病率和年龄是有一定关系的。

首先，由于味觉功能减退，很多中老年人更喜欢含钠高的食品。其次，老年人血管弹性降低，血管内膜增厚，脉压增大，容易发生单纯收缩期高血压。

有高血压家族史的人

遗传也是高血压的患病原因之一。有高血压家族史的人患高血压的概率也会相应增加。但是，高血压的遗传并不是必然的。只要能够注意自己的生活习惯，即使是有高血压家族史的人，也能避开高血压。

肥胖者

肥胖是健康的大敌。在高血压患者中，肥胖者比非肥胖者多将近4倍。

肥胖者要将血液送达相对庞大的身体的各个角落，必须有较高的血压，再加上肥胖者的身体耗氧量较多，需要输送大量血液，因此也会导致血压增高。高血压与内脏脂肪的蓄积也有关。肥胖者往往会因胰岛素抵抗而使胰岛素分泌过剩，促进水分的吸收，结果使血管中的血容量增加，导致高血压。

其他

另外，常吃味浓盐多食物者、饮酒量多者、吸烟者、便秘者都会被高血压所青睐。因此，要想远离高血压，就要在日常生活中避开这些不利因素。

高血压常见症状

高血压早期症状不明显，常见症状有以下几种：

头晕

头晕为高血压患者最多见、最常见的症状之一，常常在患者突然下蹲或起立时出现，有些患者的头晕是持续性的。

头痛

头痛多为持续性钝痛或搏动性胀痛，甚至有炸裂样剧痛，常在早晨睡醒时发生，起床活动一会儿或饭后逐渐减轻，疼痛部位多在额部两旁的太阳穴和后脑勺。

失眠

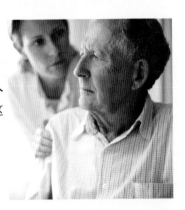

高血压患者性情大多比较急躁，遇事敏感、易激动，所以心悸、失眠等症状较为常见。失眠主要表现为入睡困难或者早醒、睡眠不实、噩梦纷纭、易惊醒，这与大脑皮层功能紊乱及植物神经功能失调有关。

记忆力减退

高血压患者注意力不集中和记忆力减退的症状在早期多不明显，但随着病情发展该症状会逐渐加重，成为促使患者就诊的原因之一。

肢体不适

高血压患者还常有肢体麻木，常见手指、足趾麻木，皮肤有蚁行感，颈部及背部肌肉紧张、酸痛，部分患者常感手指不灵活，一般经过适当治疗后可好转。但若肢体麻木较顽固、持续时间长，而且固定出现在某一肢体，并伴有肢体乏力、抽筋、跳痛，就应及时就诊，预防脑卒中发生。

高血压患者应如何在家里测量血压？

对于高血压患者来说，测量血压非常重要。有条件的患者可以自行购买血压计，在家里随时都能测量血压。

1. 如何选购血压计

血压计分为电子血压计、气压表（弹簧）式血压计和传统的水银柱（汞柱）式血压计。

电子血压计

电子血压计的优点是操作简便、读数直观，只需按一下按钮就会自动进行测量，适合家庭使用。但电子血压计存在误差率高的缺点，需经常与标准的水银柱式血压计进行校准。

气压表式血压计

气压表式血压计利用气压泵操作测压，体积小、携带方便，且无水银外泄的缺点，但随着应用次数的增多，会因弹簧性状改变而影响结果的准确性，所以需要定期与标准的水银柱式血压计进行校准。

水银柱式血压计

传统的水银柱式血压计有台式、立式两种。立式血压计可任意调节高度，因结果可靠而最为常用，但体积稍大，不便携带，且携带过程中容易使水银外泄，从而影响准确性，所以每次测量前必须检查刻度管内水银凸面是否正好在刻度的零位，测压完毕后将血压计向右侧倾斜45°后将开关关闭，以免水银泄漏。

2. 使用血压计的注意事项

- 家庭用的电子血压计必须每半年至一年检查一次。
- 患者如果在使用方面有困难，就需要在家人的帮助下进行测量血压。
- 测量血压的最佳时间是每天清晨醒来和服用降压药2~6小时之后。
- 患者在家测量血压时，可以每天早、中、晚各测量一次。

理论

高血压健康护理的主要内容与目标

健康护理内容 ▼	目标 ▼
控制体重	将体重保持在合理的范围之内
限制盐的摄入量	不超过5克/日
限制酒、咖啡的摄入量，戒烟	每日酒精摄入控制在30克以下，提倡不吸烟、不饮酒、不喝咖啡
合理膳食	食物多样，以谷物为主，增加新鲜蔬菜和水果，适量喝牛奶
定期测量血压	掌握血压变化
适量运动	坚持一种自己喜爱的有氧运动
松弛神经	参加兴趣活动，以降低交感神经系统兴奋性，避免紧张刺激

高血压防治误区

对疾病的轻视是最要命的

很多高血压患者病情加重，治疗效果不乐观，其主要原因是对病情不够重视。高血压虽然有症状，但其具有隐蔽性，属于慢性疾病，在早期的时候几乎没有什么特别明显的症状，绝大部分高血压患者在早期没有任何不适。所以，即使患者已经通过检查知道了自己的病情，但是一般也不会引起足够的重视。如果不能在患病早期进行干预，就会直接影响治疗效果。大部分患者是等到高血压并发症出现之后才就医，这样疗效就很难尽如人意了。

"是药三分毒"？

在大多数人的传统观念里，药物对人体具有一定的副作用。所以，很多患者拒绝长期服用药物，对早期药物干预非常排斥。

高血压病患者需要长期服药，高血压的治疗是一个长期的药物干预过程。患者一旦发现血压偏高，就需要对血压保持关注。如果血压保持在较高水平，就需向医生寻求建议，必要时服用药物对血压指标进行干预。药物干预对血压的控制有较好的效果，对于高血压患者来说，药物的获益远远比药物的副作用大。只要根据自己的具体情况，在医师的指导下选择合适的药物，那些副作用也可以减至最小。

永远不要幻想一次疗效管终身

很多人都会有这样的观念，认为治疗高血压，一两次就可以治愈。实际上，高血压并不能依靠一两次的治疗就达到根治的效果。

高血压作为一种慢性疾病，根治一般是不可能的，只能通过药物干预将血压稳定在安全范围之内。血压控制是一个长期的过程，需要多次就医调整。调药周期在1~2个月，需要3~4次门诊。

高血压饮食黄金原则

理论

规律饮食，少盐、少油

高血压患者要合理调整饮食结构，做到饮食规律，三餐定时定量，细嚼慢咽，不暴饮暴食，少吃零食。高血压患者每餐的食物可选择体积大、能量低、含膳食纤维多的营养密集型食物，这样的食物容易让人产生饱足感，因而可控制每餐能量摄入，避免饱餐后患者的血管舒张调节功能降低，引起血压波动。

高血压患者的饮食宜清淡，控制好油、盐等摄入量。动物油中含有较高的饱和脂肪酸和胆固醇，会使人体器官加速衰老，促使血管硬化，进而引起冠心病、脑卒中等疾病。盐是导致高血压的重要"元凶"。实验证明，对于早期或轻度高血压患者，单纯限制食盐的摄入就有可能使血压恢复正常。对于中、高度高血压患者来说，限制食盐的摄入量，不仅可以提高降压药物的疗效，而且还可以使用药剂量减少。常见的含钠较高的食品有火腿、腌肉、蜜饯、沙茶酱等，患者常吃这些加工食品，不利于血压的控制。

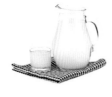

合理摄入蛋白质

合理均衡地摄取蛋白质则是降低高血压的关键。蛋白质占人体体重的 15%~20%，每克蛋白质能提供大约 16743 焦的能量。蛋白质主要用来制造肌肉、血液、皮肤等器官组织，具有增强免疫力、抵抗细菌和感染、调节人体内的水分平衡功能，同时还有提高体力、精力和记忆力的作用。

蛋白质的主要来源为肉、蛋、奶、豆类等食物。一般高血压患者每日每千克体重应摄入蛋白质 1 克，但是病情控制不好或消瘦者，可将每日摄入的蛋白质增至 1.2~1.5 克。如果患者的体重为 60 千克，那么每日需摄取 60~90 克蛋白质。这些蛋白质中，1/3 的摄入量应该来自优质蛋白，如牛奶、鸡蛋、猪瘦肉、大豆等食物。

▶ 适当摄入降压营养素

维生素C

维生素C能将胆固醇氧化，变成胆酸排出，血液中的胆固醇一旦减少，动脉硬化的概率就会降低。血流畅通，血管健康，血压自然能获得良好的控制。其主要的食物来源为蔬菜类（包菜、芥蓝、青椒、西红柿等）、水果类（橘子、柠檬、橙子、草莓、樱桃、猕猴桃、葡萄柚等）。建议成人每日摄入维生素C 60毫克（约1个葡萄柚）。

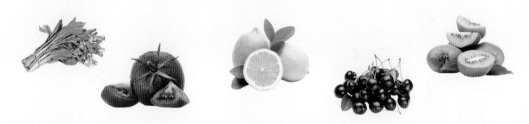

钾

过多摄入钠会造成身体水分滞留，进而产生水肿、血容量上升、血压升高等症状，钾有助于钠的代谢与排出，因此具有调节血压的功能。其主要食物来源为谷类（胚芽米、糙米等）、水果类（杨桃、香蕉、橙子、榴莲、番荔枝、柚子、桂圆、猕猴桃、杏仁等）、蔬菜类（南瓜、茼蒿、菠菜、空心菜、包菜、韭菜、胡萝卜等）、菌豆类（香菇、金针菇、黄豆等）、饮品类（咖啡、茶等）。建议成人每日摄入钾2000毫克(4～5根香蕉)。

钙

血液中的钙具有降低血脂、防止血栓形成的功能，同时可以强化、扩张动脉血管，达到降低血压的作用。其主要的食物来源为芹菜、西蓝花、甘蓝菜、芥蓝、紫菜、黄豆、豆腐、牛奶、小鱼干、虾米等。建议成人每日摄入钙800毫克（约800克牛奶）。

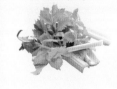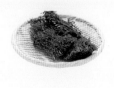

镁

镁是维持心脏正常运作的重要元素，能辅助心脏顺利收缩、跳动，将血液运送至全身。其主要的食物来源为小麦胚芽、燕麦、糙米、紫菜、海带、花生、核桃、杏仁、牛奶、黄豆、鲑鱼、鲤鱼、鳕鱼、绿色蔬菜、大蒜、无花果、柠檬、苹果、香蕉、葡萄柚等。建议成年男性每日摄入镁360毫克（约150克花生），成年女性每日摄入镁315毫克（约140克花生）。

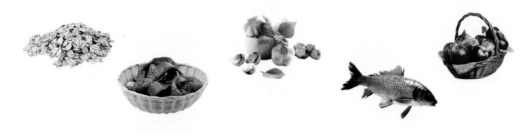

硒

硒能使血管扩张，预防动脉硬化。其主要的食物来源为小麦胚芽、糙米、燕麦、大蒜、洋葱、南瓜、动物肝脏、动物肾脏、猪瘦肉、海鲜等。建议成年男性每日摄入硒70毫克，成年女性每日摄入硒50毫克。

黄酮

黄酮有高抗氧化力，能避免胆固醇氧化而导致动脉硬化，同时具备抗血栓、扩张血管、加强血管壁弹性等功能，可使血液流通顺畅，达到调节血压的作用。其主要的食物来源为胡萝卜、花椰菜、洋葱、黄豆、橙子、西红柿、橘子、柠檬、草莓、苹果、葡萄、红酒、红茶、银杏等。

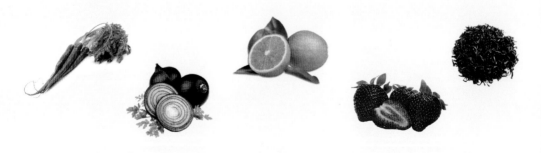

膳食纤维

水溶性膳食纤维能降低胆固醇的吸收，可预防动脉硬化与高血压；非水溶性膳食纤维则能抑止脂肪与钠的吸收，有降低血压的作用。其主要的食物来源为豆类、蔬菜类、海藻类、水果类、全谷类。建议成人每日摄入膳食纤维25~35克。

胆碱

胆碱可以代谢脂肪，分解血液中的同型半胱氨酸，借此保护血管健康，预防动脉硬化，降低血压。其主要的食物来源为全谷类、包菜、花椰菜、动物内脏、牛肉、蛋黄、豆类、乳制品、各种坚果、酵母菌等。建议成人每日摄入胆碱550毫克。

烟酸

烟酸就是维生素 B_3，具有降低胆固醇与三酰甘油的功能，同时可以扩张血管、促进血液循环，对降低血压也很有帮助。其主要的食物来源为糙米、小麦胚芽、香菇、芝麻、花生、酵母、动物内脏、牛肉、猪肉、鸡肉、乳制品、绿豆、鱼类、紫菜等。建议成人每日摄入烟酸15毫克（约120克猪肝）。

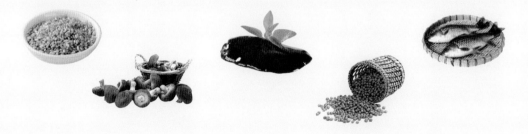

胜肽

胜肽在降低血压方面有显著功效，其主要的食物来源为小麦、玉米、稻米、荞麦、鸡蛋、鸭蛋、黄豆、绿豆、沙丁鱼、紫菜等。

芦丁

芦丁能够保护细小血管，增加血管的弹性，使血液流动顺畅。其主要的食物来源为荞麦、红枣、山楂等。建议成人每日摄入芦丁30毫克（约1小碗荞麦）。

γ-氨基酪酸

γ-氨基酪酸可借由刺激副交感神经的方式来抑制交感神经的活动，避免血管过度收缩，达到稳定血压的作用。同时还能清除体内的三酰甘油，促进肾脏功能，使人体顺利代谢钠，这些都有助于血压的控制，其主要的食物来源为糙米、胚芽米、泡菜、纳豆等。建议成人每日摄入γ-氨基酪酸500毫克。

次亚麻油酸

次亚麻油酸可与其他成分组合成一种类激素物质——前列腺素，参与人体多项重要代谢与循环工作。前列腺素有抗血栓、抗血凝与扩张血管等作用，能维持血液流通顺畅、降低动脉压。其主要的食物来源为燕麦、黄豆及其制品、葵花籽油、橄榄油等。

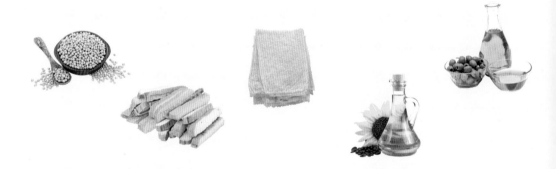

牛磺酸

肾上腺素大量分泌与交感神经兴奋时，血压会上升，而牛磺酸能抑制前述两者，避免人体因紧张、压力大、盐分过量而导致血压居高不下。其主要的食物来源为猪肉、牛肉、羊肉、鱼虾贝类等。

蔬果粗粮不可少

　　高血压患者要多吃蔬果、粗粮。蔬果中含有大量的维生素、纤维素以及微量元素，这些营养元素对于控制血压、保持身体健康有很大的帮助。维生素 C 有助于排出体内多余的胆固醇，从而有效地预防动脉硬化的发生。维生素 E 是人体重要的抗氧化剂，可保护细胞膜及多元不饱和脂肪酸不被氧化，可保护红细胞、预防血液凝结及强化血管壁，尤其适合合并有冠心病及脑供血不足的高血压患者。水果中的镁不仅能预防高血压病的发生，还能治疗高血压病。蔬菜中含钠盐极少，含钾盐较多，钾可起到一定的降压作用，因此多吃蔬菜有降低血压的作用。粗粮中含有的膳食纤维可以减少肠道对胆固醇的吸收，促进胆汁的排泄，降低血液中的胆固醇水平，有效地预防冠心病和结石症的发生；膳食纤维还有增加饱腹感、通便润肠、解毒防癌、增强抗病能力的功效。另外，美国一项长达 12 年的研究表明，多食粗粮还可以降低患缺血性脑卒中的危险。

限制饮酒

　　高血压患者是可以适当饮酒的，因为少量饮酒尤其是饮红酒可以起到活血化瘀的作用。但是如果不把握好度，大量饮酒，特别是长期酗酒，会使血液黏稠度增加，血压升高。因为高血压患者血管弹性差，所以容易发生出血性脑卒中。

　　因此，对于高血压患者来说，把握住喝酒的度，酒就是朋友，可调节血压。而一旦过度，酒就成为敌人，出现各种不好的症状，高血压患者要尤其注意。有资料表明，每日饮酒 30 克，其收缩压可增高 4 毫米汞柱（0.53 千帕），舒张压可增高 2 毫米汞柱（0.27 千帕），患高血压的概率为 50%；每日饮酒 60 克，收缩压可增高 6 毫米汞柱（0.8 千帕），舒张压可增高 2 ~ 4 毫米汞柱（0.27~0.53 千帕），患高血压的概率为 100%。

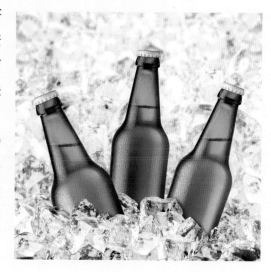

饮食有节

高血压患者如果能合理调节饮食、改善饮食结构，可降低高血压危险因素水平，进而使血压水平下降。高血压患者应做到一日三餐饮食定时定量，不可过饥过饱，不暴饮暴食。

高血压患者每日的食谱可做如下安排：糖类200~350克（主要指主食），新鲜蔬菜400~500克，水果100克，植物油20~25克，牛奶250克，高蛋白食物3份（每份相当于：瘦肉50克，或鸡蛋1个，或豆腐100克，或鱼虾50克。其中鸡蛋每周3~5个即可）。高血压患者在晚餐中不宜大量食用肉类、蛋类等含胆固醇较高的食物。

科学饮水

合理补充水分对于高血压患者来说非常重要。如果水分摄入过少，就会导致血容量不足、血液浓缩、血液黏稠度增高，很容易诱发脑血栓形成。但是，也并不是说喝水越多越好。喝水过多，尤其是同时摄入过多的盐分，会造成水钠潴留，加重心脏、肾脏的负担，反而使血压升高。

高血压患者科学的饮水方法应该是：早晨醒来喝一杯温水，以补充一夜的水分蒸发，预防血栓形成，还能预防便秘；晚上睡觉前喝一点水，能稀释血液，预防夜间血栓形成。

高血压患者要少量多次饮水，每次不要超过200毫升，每日饮水量以1200~1500毫升为宜。

高血压的发生还与水的硬度有密切关系。研究证明，硬水中含有较多的钙、镁离子，它们是参与血管平滑肌细胞收缩的重要调节物质，因此高血压患者要尽量饮用硬水，如泉水、深井水、天然矿泉水等。

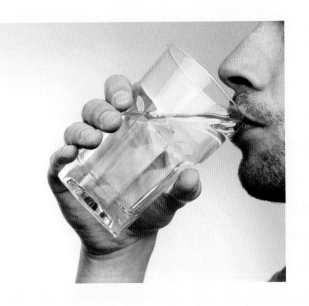

注意限制含"隐形钠"的食物

虽然人们会注意控制菜肴等的用钠量，但对于一些"隐形"含钠的食物却容易忽视。

（1）1汤匙（10克）的酱油含有700~800毫克的钠，最好选用低钠或少钠的酱油。

（2）由于发酵面食都放碱，而食用碱的主要成分是碳酸氢钠或碳酸钠，因此会增加机体对钠盐的摄入。需要严格忌盐的高血压患者忌用发酵法制作的面食作主食。

（3）含"隐形钠"较高的食物有皮蛋、板鸭、红肠、火腿、豆腐脑、香干、豆腐干、橄榄、泡菜等。圆白菜做成泡菜之后，其中的钠可以增加近100倍之多。

合理早餐

高血压患者早餐空腹先喝点流质食物很有益。因为经过一夜的时间，人体消耗了不少体液，血容量也相对减少，早晨适当补充一些液体，可稀释血液，增加血容量，改善血液循环，有利于心血管的自稳态调节。

晚餐有讲究

高血压患者的晚餐有很多讲究。首先，时间最好安排在晚上6点左右，尽量不要超过晚上8点。一般来说，8点之后最好不要再吃东西了，不过可以适量饮水。如果晚餐吃得太晚，不久之后就上床睡觉，无形中增加了患尿道结石的风险。

绿色食物

　　常见的绿色食物主要是蔬菜和水果类，它们富含膳食纤维、维生素和矿物质。绿色食物中的膳食纤维能促进肠胃蠕动，调整糖类和脂类的代谢，并能与胆酸结合，避免其合成胆固醇沉积在血管壁上而导致血压上升。绿色食物中的维生素C可以促进人体合成氮氧化物，具有扩张血管、降低血压的作用。

代表食材

菠菜、荠菜、油菜、芦笋、芥蓝、莴笋、包菜、西蓝花、绿葡萄、青苹果、猕猴桃。

橙黄色食物

　　橙黄色的食物主要是五谷根茎类、豆类和蔬果。五谷中的杂粮，如玉米、小米、燕麦等，能够减低血液中胆固醇的含量，促进肠胃蠕动。橙黄色食物最能刺激食欲，并且其富含维生素C、胡萝卜素和番茄红素等，有抗氧化作用。

代表食材

胡萝卜、南瓜、黄豆、玉米、小米、香蕉、橙子、菠萝、木瓜、柠檬、芒果、柑橘。

红色食物

红色食物中富含花青素、番茄红素、铁元素和维生素 C，既能补血，又能够增强免疫力。红色食物中所含的蛋白质和脂肪能提供能量，微量元素能维持人体生理系统的平衡。

代表食材

红豆、西红柿、红枣、红椒、牛肉、动物肝脏、枸杞子、山楂、草莓、西瓜。

白色食物

白色食物指的是大米、牛奶、蛋类、鱼类和蔬果类的食物。白色食物中富含镁，能稳定血管平滑肌细胞膜的钙通道，激活钙泵，泵入钾离子，限制钠内流，从而降低血压。

代表食材

大米、蛋类、豆腐、面粉、口蘑、花菜、莲藕、白萝卜、白芝麻、鱼虾、酸奶、牛奶。

黑色食物

黑色食物中富含 B 族维生素、钙、镁等物质，经常食用可以增强造血功能，保护肠胃，增强免疫力，还能滋养头发。

代表食材

黑米、黑豆、香菇、乌鸡、黑芝麻、黑木耳、桑葚、海带、紫菜、海参。

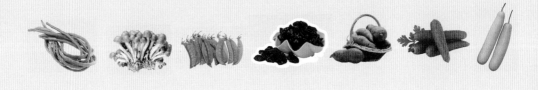

高血压分型食谱替换，每日都有新花样

中医按病因将高血压分为七种不同的类型，根据不同类型，安排不同的饮食。

本章针对各类型高血压做各种不同的营养配餐，替换起来非常方便。让你轻轻松松达到降压的效果，减缓不适症状。

病症

瘀血阻滞型高血压

【病症简介】

瘀血阻滞型是高血压的一个常见证型，多由于血管内的血液黏稠、运行不畅，导致血液瘀阻，从而引发一系列心脑血管疾病，如脑卒中、脑出血、蛛网膜下腔出血等。瘀血又分为气滞型、血热型、气虚型等类型，但高血压患者以气滞型瘀血和血热型瘀血多见。

瘀血阻滞型高血压常见的症状有：头痛眩晕，有时头痛如针刺状，或伴有胸胁疼痛，烦躁易怒，兼有健忘、失眠、心悸、精神不振、耳鸣耳聋等症，面色晦暗甚至呈紫色，舌色紫暗有瘀点，脉象弦涩。

【治疗原则】

对于瘀血阻滞型高血压，治疗当以活血化瘀为主。气滞型瘀血当以行气活血为主，而血热型瘀血当以凉血活血为主。中医的代表方剂有通窍活血汤、赤芍丹参饮。

【对症药材、食材】

丹参、牡丹皮、三七、红花、桃仁、赤芍、佛手、延胡索、当归、川芎等。

山楂、茄子、猪血、佛手瓜、兔肉、甲鱼、海带、葡萄、芹菜、芥蓝等。

【饮食禁忌】

忌食辛辣刺激性食物，如辣椒、咖啡、巧克力等。
忌食燥热性食物，如狗肉、羊肉、荔枝、桂圆、榴莲等。
忌烟、酒。
忌冰冻食物，如冰激凌、冷饮等。
忌附子、肉桂、干姜、鹿鞭、海狗肾等燥热性的药材。

【一日食谱推荐】

项目	早餐	午餐	晚餐
配菜	丹参山楂大米粥 （山楂干10克，丹参10克，大米250克，冰糖5克）	乌鸡汤 （乌鸡35克，红枣15克，当归10克，盐、油各适量）	海带猪血汤 （海带50克，猪血80克，韭菜30克，盐、油各适量）
		芹菜炒香干 （芹菜150克，香干100克，盐2克，食用油5毫升）	葡萄苹果沙拉 （葡萄80克，苹果150克，圣女果40克，酸奶50克）
主食	荞麦馒头	米饭	小米粥

丹 参 山 楂 大 米 粥

原料

山楂干10克，丹参10克，大米250克

调料

冰糖少许

做法

1. 砂锅中注入清水，倒入山楂干、丹参，煮约15分钟至药材析出有效成分。

2. 揭锅盖，倒入洗好的大米，拌匀。

3. 盖上锅盖，用大火煮开后转小火煮1小时至食材熟软。

4. 揭开锅盖，加入冰糖，拌匀，煮至溶化。

5. 关火后将煮好的粥装入碗中即可。

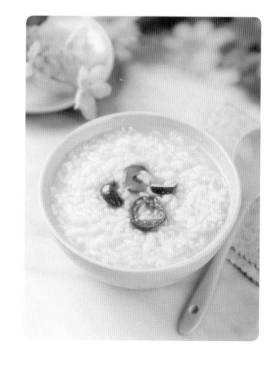

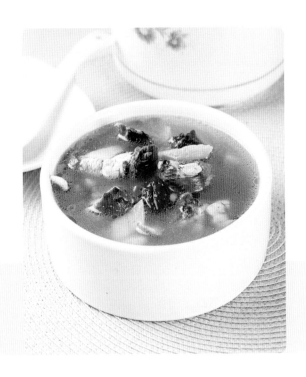

四 味乌鸡汤

原料

乌鸡肉 35 克，红枣 30 克，当归 10 克，黄芪 10 克，党参 15 克，姜片、葱花各少许

调料

料酒少许，盐 2 克，鸡粉 2 克

乌鸡是滋阴补血佳品，配以能补气的黄芪、党参，以及能补血的红枣、当归，适合高血压患者食用。

做法

1. 锅中注入清水烧开，放入乌鸡肉，焯去血水，把焯煮好的乌鸡肉捞出，沥干水分。

2. 砂锅中注入清水烧开，放入当归、黄芪、党参、红枣。

3. 倒入焯过水的乌鸡肉，加入姜片，淋入料酒。

4. 盖上锅盖，烧开后用小火炖煮约 1 小时至食材熟透。

5. 揭开锅盖，加入少许盐、鸡粉。

6. 搅拌均匀至其入味，盛出煮好的汤料，装入碗中，撒入葱花即可。

葡 萄 苹 果 沙 拉

原料

葡萄 80 克，去皮苹果 150 克，圣女果 40 克

调料

酸奶 50 克

降压作用 | 葡萄富含钾，能有效降低血压，还能抑制血小板的凝集，对预防高血压引起的心脑血管疾病有一定作用。

做法

1. 洗净的圣女果对半切开。

2. 将葡萄洗净。

3. 苹果切开去核，切成丁。

4. 分别将切好的食材放入碗中。

5. 再取一盘，摆放上圣女果、葡萄、苹果。

6. 浇上酸奶即可。

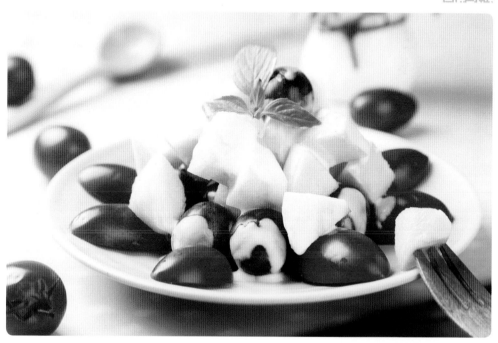

气血两虚型高血压

【病症简介】

临床发现部分血压难控制的患者，通常属于气血两虚型的高血压患者。气是人体内不断运动的具有很强活动性的一种精微物质，它能够推动血液的正常运行。若气虚，则无力推动血液运行，容易导致血液凝滞，引起血压升高；血虚也会导致血管失于濡养，造成血压升高、血管硬化等病症。

气血两虚型高血压常见的症状有：面色苍白或萎黄、精神倦怠、神疲乏力、少气懒言、心悸气短、失眠多梦、饮食减少、经常头晕、平时易感冒、汗出较多（特别是活动后更厉害）、舌色淡、舌苔薄白、脉象较弱。

【治疗原则】

对于气血两虚型高血压患者，治疗当以补气养血、调养心脾为主，中医常用的代表方有归脾汤（或归脾丸），可治疗因气血亏虚引起的高血压、贫血、营养不良等症状。

【对症药材、食材】

当归、人参、黄芪、党参、白术、白芍、山药、熟地黄、阿胶、升麻、远志、太子参等。

乌鸡、土鸡、猪肚、牛肉、鸽子肉、鲫鱼、葡萄、莲子、板栗、黑米、粳米等。

【饮食禁忌】

忌食寒凉生冷食物，如冷饮、冰淇淋、苦瓜、黄瓜、西瓜、马齿苋等。

忌食刺激性食物，如辣椒、咖啡等。

忌食杏子等易耗伤气血的食物。

忌寒凉药物及泻下药，如大黄、黄芩、黄连、黄柏、知母、石膏等。

【一日食谱推荐】

项目	早餐	午餐	晚餐
配菜	黑米粥 （黑米 150 克，白糖 5 克）	莲子土鸡汤 （土鸡 200 克，莲子 30 克，盐 2 克，食用油 2 毫升）	炒山药片 （山药 200 克，水发木耳 50 克，盐 2 克，食用油 5 毫升）
		清蒸鲫鱼 （鲫鱼 300 克，葱 5 克，盐 2 克，食用油 5 克）	人参麦冬茶 （人参 50 克，麦冬 20 克）
主食	荞麦面包	米饭	小米粥

山 药粥

原料

大米 150 克，山药 80 克，枸杞子适量

做法

1. 山药去皮，洗净切丁。
2. 砂锅中注入适量清水，大火烧热。
3. 倒入洗净的大米、山药，搅拌片刻。
4. 盖上锅盖，大火烧开后转小火煮 30 分钟。
5. 揭开锅盖，搅拌片刻，将粥装入碗中，点缀上枸杞子即可。

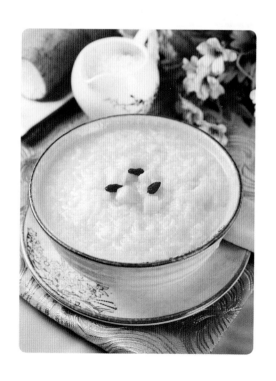

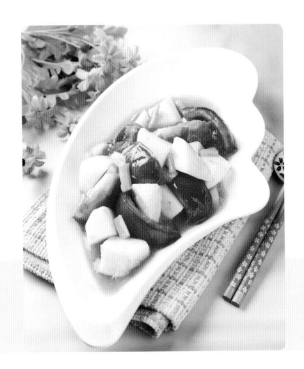

西红柿炒山药

原料

去皮山药 200 克，西红柿 150 克，大葱 10 克，大蒜 5 克，葱段 5 克

调料

盐、白糖各 2 克，鸡粉 3 克，食用油、水淀粉各适量

降压作用 | 西红柿含有丰富的胡萝卜素、维生素 C 和 B 族维生素，具有显著止血、降压、降低胆固醇作用。

做法

1. 山药切成块状；西红柿切成小瓣；大蒜切片；大葱切段。

2. 锅中注入清水烧开，加入盐、食用油，倒入山药，焯煮片刻至断生。

3. 关火，将焯煮好的山药捞出，装盘备用。

4. 用油起锅，倒入大蒜、大葱、西红柿、山药，炒匀。

5. 加入盐、白糖、鸡粉，炒匀。

6. 放入水淀粉、葱段，翻炒约 2 分钟至熟，将菜肴盛出，装入盘中即可。

牛 奶阿胶粥

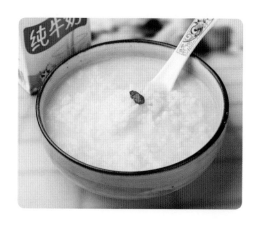

原料
水发大米 180 克，阿胶少许，牛奶 175 毫升

调料
白糖 4 克

做法
1. 将阿胶放入小碟中，倒入清水，待用。
2. 蒸锅置火上烧开，放入装有阿胶的小碟，蒸约 10 分钟，至阿胶溶化，取出蒸好的阿胶。
3. 砂锅注水烧热，倒大米煮约 30 分钟。
4. 倒入蒸好的阿胶，拌匀，加入牛奶、白糖，拌匀，煮至溶化，盛出即可。

益 母草乌鸡汤

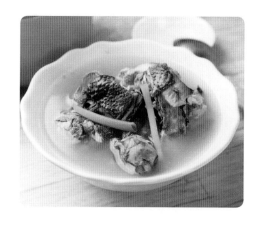

原料
乌鸡块 300 克，猪骨段 150 克，姜片、葱段、益母草各少许

调料
盐 2 克，鸡粉 2 克，料酒 8 毫升，胡椒粉适量

做法
1. 取一个纱袋，放入益母草，系紧袋口，制成药袋。
2. 锅中注入清水烧开，倒入猪骨段、乌鸡块，搅匀，淋入料酒，焯去血水，捞出焯煮好的食材，沥干水分。
3. 砂锅中注入清水烧开，放入药袋、姜片，再倒入焯过水的食材，淋入料酒，煮约 1 小时至食材熟透。
4. 倒入葱段，拣出药袋，加入盐、鸡粉、胡椒粉，搅匀，即可。

肝阳上亢型高血压

【病症简介】

肝阳上亢型高血压是比较常见的一种高血压类型。中医认为人体需要阴阳平衡才能保持健康，当人体肝阴不足，与肝阳失去平衡协调关系后，肝阳就会相对偏盛，浮动上亢引起眩晕、头目胀痛、面红目赤、头重足轻等表现症状。一般在人体情志不遂、肝郁化火、火伤肝阴或房劳过度，损伤肝肾之阴，或热病耗伤肝阴时，则可导致肝阴不足，进而发展为肝阳上亢型高血压。

【治疗原则】

对于肝火过旺所造成的肝阳上亢状况，治疗多以清肝泻火、平肝潜阳为主。可用到的中药方剂有：龙胆泻肝汤、大柴胡汤、天麻钩藤饮，前两方剂侧重于肝火旺盛证（病情较轻者），天麻钩藤饮侧重于肝阳上亢证（病情较重者）。

【对症药材、食材】

柴胡、玉米须、薄荷、荷叶、龙胆草、川楝子、黄芩、钩藤、牡蛎、菊花、决明子、莲心等。

豆腐、苦瓜、鸭肉、兔肉、莲子、冬瓜、芹菜、西瓜、火龙果、丝瓜、海带等。

【治疗原则】

忌辛辣刺激性食物，如辣椒、茴香、咖啡等。
忌燥热性食物，如狗肉、羊肉、荔枝、榴莲、花椒等。
忌烟、酒。
忌附子、肉桂、干姜等热性药材。

项目	早餐	午餐	晚餐
配菜	三七红枣粥 （三七 15 克，红枣 5 颗，大米适量）	木瓜莲子炖银耳 （银耳 100 克，莲子 30 克，木瓜 80 克，冰糖 10 克） 清蒸鸭肉 （鸭肉 300 克，葱 5 克，盐 3 克，食用油 5 毫升）	苦瓜炒玉米 （苦瓜 200 克，玉米 50 克，盐 2 克，食用油 5 毫升） 菊花决明子茶 （菊花 15 克，决明子 25 克）
主食	燕麦饼	米饭	稀饭

薄 荷 糙 米 粥

原料

水发糙米 150 克，枸杞子 15 克，鲜薄荷叶少许

调料

冰糖 25 克

做法

1. 砂锅中注入清水烧热，倒入洗净的糙米，搅散，煮约 40 分钟至食材熟软。

2. 揭开锅盖，倒入洗净的薄荷叶，搅匀，略煮一会儿。

3. 撒上备好的枸杞子，拌匀，用中火煮约 2 分钟至食材熟透。

4. 加入适量冰糖，拌匀，用大火煮至溶化。

5. 关火后盛出煮好的糙米粥，装入碗中即可。

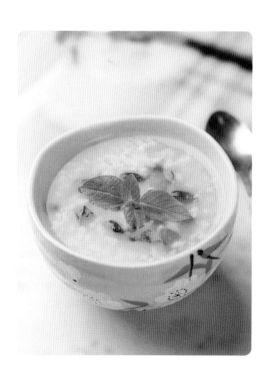

木瓜莲子银耳汤

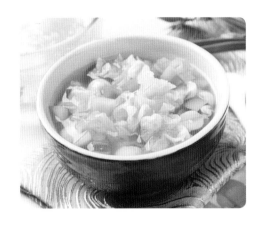

原料

水发银耳 100 克，莲子 100 克，木瓜 200 克

调料

冰糖 20 克

做法

1. 砂锅中注入适量清水，倒入水发银耳、莲子，拌至均匀，煮 90 分钟至食材熟软。

2. 揭开锅盖，放入切好的木瓜、冰糖，拌匀。

3. 盖上锅盖，小火续煮 20 分钟至析出有效成分。

4. 揭开锅盖，搅拌一下，盛出煮好的汤料，装入碗中即可。

鲫鱼苦瓜汤

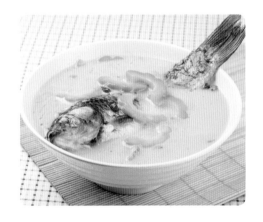

原料

净鲫鱼 200 克，苦瓜 150 克，姜片少许

调料

盐 2 克，鸡粉少许，料酒 3 毫升，食用油适量

做法

1. 将洗净的苦瓜对半切开，去瓤，再切成片。

2. 用油起锅，放入姜片，爆香，再放入鲫鱼，煎一会儿至两面断生。

3. 放入料酒、清水、鸡粉、盐、苦瓜片，盖上锅盖，煮约 4 分钟至食材熟透。

4. 揭开锅盖，搅动几下，盛出煮好的苦瓜汤，放在碗中即可。

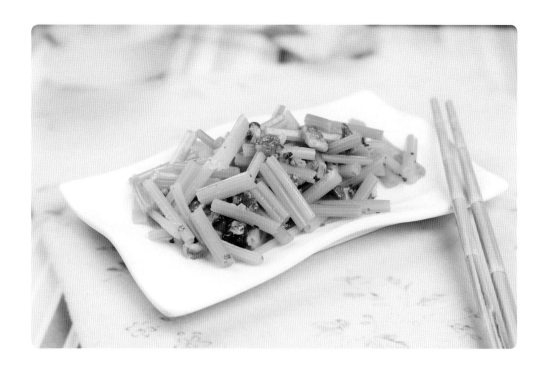

橄 榄 油 芹 菜 拌 核 桃 仁

原料

芹菜 300 克，核桃仁 35 克

调料

盐 3 克，鸡粉 2 克，橄榄油 10 毫升

| 降压作用 | 芹菜富含降压成分，临床上对原发性、妊娠性及更年期高血压均有效。 |

做法

1. 将洗净的芹菜切长段；备好的核桃仁拍碎。

2. 煎锅置火上烧热，倒入核桃碎，炒出香味，关火后盛出。

3. 锅中注入清水烧开，倒入芹菜段，拌匀，焯煮至食材断生后捞出，沥干水分。

4. 取碗，放入芹菜段，滴入适量橄榄油。

5. 加入盐、鸡粉，搅拌匀，撒上核桃碎。

6. 快速搅拌一会儿，至食材入味，将拌好的菜肴盛入盘中，摆好即成。

阴虚阳亢型高血压

【病症简介】

患者火气大，但是给人虚浮的感觉，这是阴虚阳亢型高血压的病人在临床上较明显的表现，并有头晕耳鸣、眼花干涩、头重脚轻、腰膝酸软、五心烦热、心悸失眠、潮热盗汗、舌质红或暗红、舌苔薄白或薄黄、脉象沉细。阴虚阳亢型患者有明显的头痛头晕伴头重脚轻的症状，而肝阳上亢型患者头痛多为胀痛，这也是两个证型区别最明显的症状。

【治疗原则】

对于阴虚阳亢型高血压患者，治疗应以滋阴潜阳为主要原则，以滋阴培本为主，降火清源为辅。滋阴就是增补津液、水分，潜阳即降火、泄热。可用到的中药方剂有杞菊地黄丸、大补阴丸，能有效减轻头晕耳鸣、五心烦热、眼花干涩等症状。

【对症药材、食材】

生地黄、龟板、知母、葛根、玉竹、酸枣仁、黄连、枸杞子、菊花、女贞子、石决明、麦冬等。

蜂蜜、甲鱼、牡蛎、冬瓜、黄瓜、梨、猕猴桃、百合、银耳、莲子等。

【饮食禁忌】

忌辛辣刺激性食物，如辣椒、茴香、咖啡等。
忌燥热性食物，如狗肉、羊肉、荔枝、榴莲、花椒等。
忌烟、酒。
忌附子、肉桂、干姜、木香等燥热伤阴的药材。

项目	早餐	午餐	晚餐
配菜	菊花粥 （大米 200 克，菊花 7 克 ）	银耳莲子百合汤 （水发银耳 100 克，莲子 30 克，百合 20 克，冰糖 10 克）	红烧冬瓜 （冬瓜 300 克，葱 5 克，盐 2 克，食用油 5 毫升）
		清蒸甲鱼 （甲鱼 300 克，葱 5 克，盐 2 克，食用油 5 克）	鲜桃黄瓜沙拉 （黄瓜 120 克，黄桃 150 克，盐、白糖、苹果醋各适量）
主食	红薯饼	米饭	薏米粥

菊 花 粥

原料

大米 200 克，菊花 7 克

做法

1. 砂锅中注入适量清水，用大火烧热。
2. 倒入洗净的大米，搅匀。
3. 盖上锅盖，烧开后转小火煮 40 分钟。
4. 揭开锅盖，倒入备好的菊花。
5. 略煮一会儿，搅拌均匀，将煮好的粥盛出，装入碗中即可。

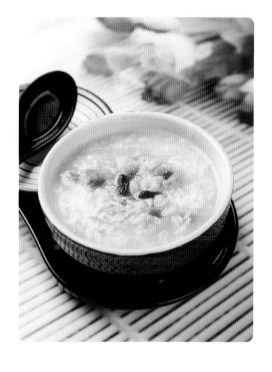

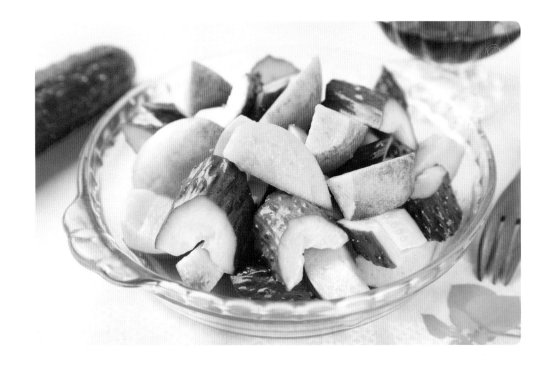

鲜 桃黄瓜沙拉

原料

黄瓜 120 克, 黄桃 150 克

调料

盐 1 克, 白糖 3 克, 苹果醋 15 毫升

 降压作用 黄瓜中的维生素 P 有保护心血管、降低血压的作用,对于高血压、高血脂的糖尿病患者是一种理想的食疗蔬菜。

做法

1. 洗净的黄桃切开, 去核, 把果肉切小块。

2. 洗好的黄瓜切开, 用斜刀切小块, 备用。

3. 取一个碗, 倒入切好的黄瓜、黄桃。

4. 淋入适量苹果醋, 加入少许白糖、盐。

5. 搅拌均匀, 至食材入味。

6. 将拌好的食材装入盘中即成。

猕猴桃炒虾球

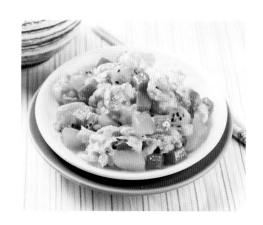

原料

猕猴桃 60 克，鸡蛋 1 个，胡萝卜 70 克，虾仁 75 克

调料

盐 4 克，水淀粉、食用油各适量

做法

1. 猕猴桃切成小块；胡萝卜切成丁；虾仁背部切开，去除虾线。
2. 虾仁装碗中，加入盐、水淀粉，抓匀，腌渍至入味；鸡蛋打碗中，放入盐、水淀粉，调匀。
3. 胡萝卜焯水；虾仁炸至转色；锅底留油，倒入蛋液，炒熟盛出，装入碗中。
4. 用油起锅，倒入胡萝卜、虾仁，炒匀，放入鸡蛋、盐、猕猴桃、水淀粉，炒至入味，把炒好的材料盛出装盘即可。

白果杏仁银耳羹

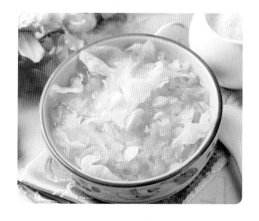

原料

杏仁 30 克，水发银耳 250 克，白果 10 粒

调料

白糖 20 克

做法

1. 砂锅中注水烧开，倒入银耳，拌匀，续煮 40 分钟至熟透。
2. 放入杏仁、白果，拌匀。
3. 盖上锅盖，续煮 20 分钟至食材熟软。
4. 揭开锅盖，倒入白糖，拌匀至白糖溶化，盛出装碗即可。

病症

肝肾阴虚型高血压

【病症简介】

高血压的中后期多表现为肝肾阴虚症状。这是由于长期血压偏高，不仅伤及肝脏，也牵连到肾脏。肝肾皆虚，表示疾病已经到了较严重的程度，必须立即治疗，而高血压发展至此证型者，体内火气已尽，因此不会有头痛的问题，但伴随出现的是两目干涩、眩晕耳鸣、四肢酸软、失眠多梦、骨蒸劳热、手足心热、夜尿频多、口干咽燥、舌质红、舌苔少或无苔等症。需特别注意的是，肝肾阴虚型患者常有足跟痛，这是肾阴虚的表现。

【治疗原则】

对于肝肾阴虚的高血压患者，治疗应以滋补肝肾为主，可用中药丸剂六味地黄丸。它是中医用来滋补肾阴的代表方剂，可用来治疗肝肾阴虚型高血压、肾脏病、糖尿病、老年痴呆症等。

【对症药材、食材】

熟地黄、生地黄、山药、山茱萸、泽泻、牡丹皮、枸杞子、女贞子、沙参、麦冬、黄精、何首乌等。

蜂蜜、甲鱼、牡蛎、乌鸡、梨、百合、桑葚、银耳、黑木耳、金针菇等。

【饮食禁忌】

忌辛辣刺激性食物，如辣椒、茴香、咖啡等。

忌燥热性食物，如狗肉、羊肉、荔枝、榴莲、花椒等。

忌烟、酒。

忌附子、肉桂、干姜、巴戟天、鹿鞭、海狗肾等燥热伤阴的药材。

【一日食谱推荐】

项目	早餐	午餐	晚餐
配菜	苹果梨香蕉粥 （水发大米 80 克，香蕉 90 克，苹果 75 克，梨 60 克）	山药炖鸡 （山药 150 克，鸡肉 300 克，盐 3 克）	清蒸茄子 （茄子 300 克，盐 2 克，食用油 3 克）
		黑木耳拌金针菇 （水发黑木耳 100 克，金针菇 120 克，盐、食用油各适量）	南瓜沙拉 （南瓜 200 克，黄瓜 100 克，熟鸡蛋 1 个，盐、沙拉酱适量）
主食	杂粮面包片	米饭	玉米粥

苹 果梨香蕉粥

原料

水发大米 80 克，香蕉 90 克，苹果 75 克，
梨 60 克

做法

1. 苹果去皮去核，再切成小丁；梨去皮，切成小丁；香蕉剥去皮，剁碎。

2. 锅中注入清水烧开，倒入洗净的大米，拌匀。

3. 盖上锅盖，烧开后用小火煮约 35 分钟至大米熟软。

4. 揭开锅盖，倒入切好的梨、苹果，再放入香蕉。

5. 搅拌片刻，用大火略煮片刻，盛出煮好的水果粥，装入碗中即可。

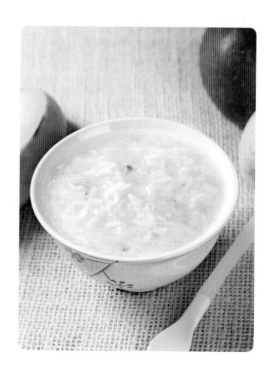

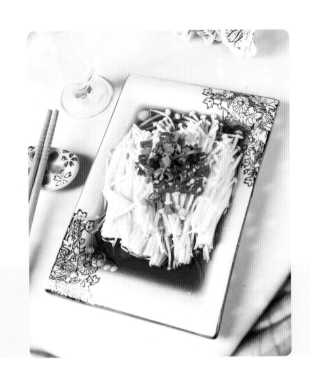

清 拌金针菇

原料

金针菇 300 克，朝天椒 15 克，葱花少许

调料

橄榄油适量，盐 2 克，鸡粉 2 克，蒸鱼豉油 30 毫升，白糖 2 克

降压作用

橄榄油可通过增加体内氧化氮的含量舒张动脉，降低血压；其所含有的角鲨烯，可以降低血清胆固醇含量。

做法

1. 将洗净的金针菇切去根部；洗净的朝天椒切圈。

2. 锅中注入清水烧开，放入盐、橄榄油，倒入金针菇，煮约 1 分钟至熟。

3. 把煮好的金针菇捞出，沥干水分，装入盘中，铺平摆好。

4. 朝天椒圈装入碗中，加蒸鱼豉油、鸡粉、白糖，拌匀，制成味汁。

5. 将味汁浇在金针菇上，再撒上葱花。

6. 锅中注入橄榄油，烧热，将热油浇在金针菇上即可。

山药鸡肉煲汤

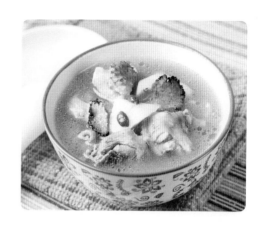

原料

鸡块 165 克，山药 100 克，川芎、当归、枸杞子各少许

调料

盐、鸡粉各 2 克

做法

1. 将洗净去皮的山药切滚刀块。
2. 锅中注入清水烧开，放入鸡块，搅散，焯煮一会儿，去除血渍，再捞出焯好的鸡块，沥干水分。
3. 砂锅中注入清水烧开，放入鸡块、川芎、当归、山药块，搅匀，撒上枸杞子，煲煮约 45 分钟至食材熟透。
4. 揭开锅盖，加入盐、鸡粉调味即可。

生地黄鸭蛋煮肉

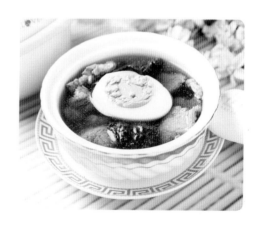

原料

瘦肉 150 克，熟鸭蛋 1 个，生地黄 20 克，姜片少许

调料

盐 2 克，料酒适量

做法

1. 洗净的瘦肉切片；去壳的熟鸭蛋对半切开。
2. 锅中注入清水烧开，倒入瘦肉，焯煮片刻，将焯煮好的瘦肉捞出，装入盘中备用。
3. 砂锅中注入清水，倒入生地黄，煮 15 分钟至熟；倒入瘦肉、鸭蛋，拌匀，煮 30 分钟至食材熟软。
4. 揭开锅盖，加入料酒、盐，拌匀，将煮好的菜肴，装入盘中即可。

病症

阴阳两虚型高血压

【病症简介】

在高血压疾病的发展过程中，若肾阴亏虚日久没有得到相应的改善，常常会累及肾阳，相当于中医里讲的"阴损及阳"。由此可见，阴阳两虚是肝肾阴虚的进一步恶化，说明人体五脏六腑的功能很虚衰了，病情已经相当严重了。

阴阳两虚型的高血压患者主要症状有：头晕目眩、怕冷、四肢冰凉、腹胀腹泻、腰膝酸痛，还伴有心悸气短、耳鸣耳聋、自汗盗汗、舌苔薄或无苔、脉象微弱等症。

【治疗原则】

对于阴阳两虚型的高血压患者，治疗当以育阴助阳、阴阳双补为治疗原则，可用的中药方剂有炙甘草汤、龟鹿二仙胶、桂附地黄丸。一般高血压发展到这个阶段，已经严重影响到肾脏、心脏。桂附地黄丸、龟鹿二仙胶是补肾养虚的良方，炙甘草汤是治疗由高血压引起的心脏虚衰的药方。

【对症药材、食材】

人参、沙参、杜仲、吴茱萸、淫羊藿、桂枝、肉桂、附子、龟板、鹿角胶、熟地黄等。

土鸡、乌鸡、猪肚、莲子、板栗、核桃、芝麻、荔枝、桂圆、海参、洋葱等。

【饮食禁忌】

忌食寒凉生冷食物，如冷饮、苦瓜、黄瓜、西瓜、马齿苋等。

忌刺激性食物，如辣椒、咖啡等。

忌难消化性食物，如硬饭、干果等。

忌清热力强的药及泻下药，如大黄、黄连、黄柏、石膏、知母等。

【一日食谱推荐】

项目	早餐	午餐	晚餐
配菜	栗子燕麦豆浆 （水发黄豆 55 克，水发燕麦 40 克，板栗肉 20 克，白糖 3 克）	花生莲子汤 （花生 120 克，莲子 100 克，白糖 5 克）	西红柿炒洋葱 （西红柿 200 克，洋葱 100 克，盐 2 克，食用油 3 毫升）
		核桃蒸乌鸡 （乌鸡 200 克，核桃 5 克，盐 2 克，食用油 3 毫升）	紫甘蓝沙拉 （紫甘蓝 250 克，胡萝卜 50 克，酸奶 15 克）
主食	绿豆馒头	软米饭	荞麦面

栗 子燕麦豆浆

原料

水发黄豆 55 克，水发燕麦 40 克，板栗肉 20 克

调料

白糖 3 克

做法

1. 板栗切成小块；将已浸泡 8 小时的黄豆，洗净，倒入滤网中，沥干水。

2. 把备好的黄豆、浸泡 4 小时的燕麦、板栗倒入豆浆机中，注入清水，至水位线即可。

3. 盖上豆浆机机头，选择"五谷"程序，再选择"开始"键，开始打浆。

4. 待豆浆机运转约 15 分钟，即成豆浆。

5. 将豆浆机断电，取下机头，把煮好的豆浆倒入滤网，滤取豆浆，倒入杯中，捞去浮沫，加白糖调味，待稍微放凉即可。

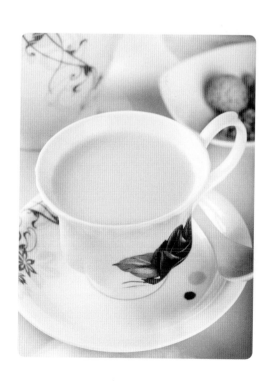

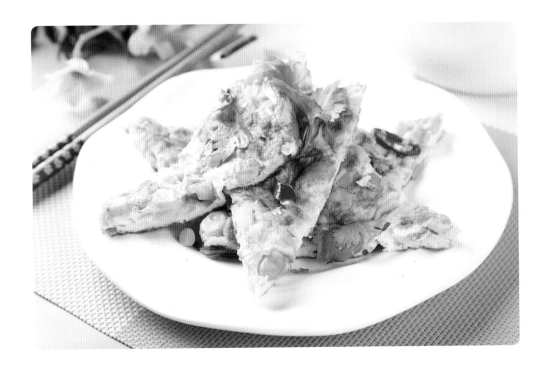

玉 米洋葱煎蛋饼

原料

玉米粒 120 克，洋葱末 35 克，鸡蛋 3 个，青豆 55 克，红椒圈、香菜碎各少许

调料

盐少许，食用油适量

降压作用 玉米可降低血清胆固醇，减轻动脉硬化和脑功能衰退的程度，预防高血压、冠心病、脑卒中、老年痴呆症的发生。

做法

1. 锅中注入清水烧开，倒入青豆、玉米粒，焯煮至食材断生后捞出，沥干水分。

2. 取碗，打入鸡蛋，调匀，再倒入焯煮过的材料，撒上洋葱末，搅散、拌匀，加入盐，搅拌一会儿，制成蛋液。

3. 用油起锅，倒入调好的蛋液，摊开、铺匀，煎成饼型。

4. 放入红椒圈，转小火，煎出香味。

5. 再翻炒蛋饼，用中火煎一会儿，至两面熟透。

6. 盛出煎熟的蛋饼，装在盘中，食用时分成小块，摆好造型，撒上香菜碎即可。

栗子花生瘦肉汤

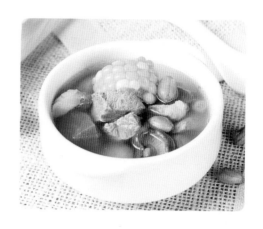

原料

猪瘦肉 200 克，板栗肉 65 克，花生米 120 克，胡萝卜 80 克，玉米 160 克，香菇 30 克，姜片、葱段各少许

调料

盐少许

做法

1. 胡萝卜切滚刀块；玉米斩成小块；猪瘦肉切块。

2. 锅中注入清水烧开，倒入瘦肉块，拌匀，焯煮一会儿，去除血渍后捞出，沥干水分。

3. 砂锅中注入清水烧热，倒入肉块、胡萝卜块、花生米、板栗肉、玉米、香菇、姜片、葱段，拌匀，煮至食材熟透。

4. 加入盐，拌匀，至汤汁入味，盛出煮好的瘦肉汤，装在碗中即可。

海参干贝虫草煲鸡

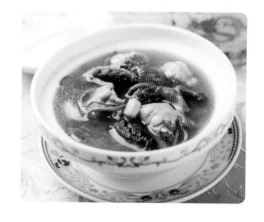

原料

水发海参 50 克，虫草花 40 克，鸡肉块 60 克，高汤适量，蜜枣、干贝、姜片、黄芪、党参各少许

做法

1. 锅中注入清水烧开，倒入鸡肉块，搅拌，焯去血水，将焯煮好的鸡块捞出，沥干水分。

2. 把鸡肉块过一次冷水，清洗干净。

3. 砂锅中倒入高汤烧开，放入海参、虫草花、鸡肉、蜜枣、干贝、姜片、黄芪、党参，拌匀，煮 3 小时至食材入味。

4. 揭开锅盖，将煮好的汤料盛出即可。

病症

痰湿阻逆型高血压

【病症简介】

高血压的形成，除了有脏腑失调的内在因素影响外，外来因素也具有很大的影响。中医将内在致病因素分为热、痰、湿、瘀四种，外部致病因素（外感六邪）分为风、寒、暑、湿、燥、火六种。痰湿是人体中不正常的水液代谢物，多由于脏腑功能失调再加上外感六邪的影响，致使津液不能正常输送，而停滞在人体的某个部位或器官，造成气血、经络运行不畅，从而导致人体器官出现功能障碍。

痰湿阻逆型高血压的主要症状有：头晕目眩、头重如裹（像被湿布裹住的感觉）、四肢麻木沉重、胸闷恶心、不思饮食、困倦嗜睡、舌色淡、苔白腻、脉滑。

【治疗原则】

对于痰湿阻逆型的高血压患者，应以化湿祛痰，健脾和胃为治疗原则，中医的代表方剂有半夏天麻白术汤和温胆汤。痰湿伴有寒证者可用半夏天麻白术汤，痰湿夹热者宜用温胆汤。

【对症药材、食材】

半夏、白术、天麻、茯苓、泽泻、藿香、瓜蒌、陈皮、草豆蔻、山药、莱菔子、罗布麻等。

薏米、白扁豆、白萝卜、鲫鱼、鳝鱼、杏仁、海带等。

【饮食禁忌】

忌冰冻食物。

忌银耳、百合、木耳等滋腻性食物。

忌厚腻肉食物如肥肉、猪蹄等，因为多食滋腻、肥腻性食物会加重痰湿。

忌烟、酒。

忌阿胶、沙参、麦冬、玉竹、知母等滋阴生津的药材。

【一日食谱推荐】

项目	早餐	午餐	晚餐
配菜	山药薏米粥 （山药100克，薏米50克，白糖3克）	白萝卜海带汤 （白萝卜250克，水发海带100克，盐2克，食用油3毫升）	清炒莴笋 （莴笋200克，韭菜50克，盐2克，食用油3毫升）
		焖鳝鱼 （鳝鱼300克，洋葱20克，盐2克，食用油3毫升）	凉拌马齿苋 （马齿苋300克，盐2克，橄榄油3毫升）
主食	饺子（芹菜馅）	米饭	蔬菜饭团

白 果 薏 米 粥

原料

水发薏米80克，水发大米80克，白果30克，枸杞3克

调料

盐3克

做法

1. 砂锅中注入适量清水烧开，倒入薏米、大米，拌匀。

2. 盖上锅盖，大火烧开后转小火煮30分钟至米熟软。

3. 揭开锅盖，放入白果、枸杞子，拌匀。

4. 加盖，小火续煮10分钟至食材熟软。

5. 揭开锅盖，加入盐，搅拌至入味，将煮好的粥盛出，装入碗中即可。

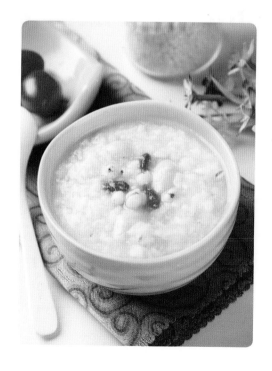

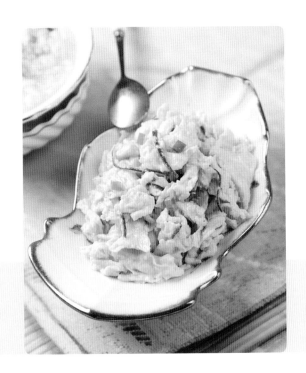

陈皮炒鸡蛋

原料

鸡蛋3个，水发陈皮5克，姜汁100毫升，葱花少许

调料

盐3克，水淀粉、食用油各适量

| 降压作用 | 陈皮具有理气健脾，燥湿化痰的作用，适合痰湿型高血压者食用。 |

做法

1. 洗好的陈皮切丝。

2. 取一个碗，打入鸡蛋，调匀。

3. 加入陈皮丝、盐、姜汁、水淀粉，拌匀，待用。

4. 用油起锅，倒入蛋液，炒至鸡蛋成形。

5. 撒上葱花，略炒片刻。

6. 关火后盛出炒好的菜肴，装入盘中即可。

白萝卜玉米陈皮瘦肉汤

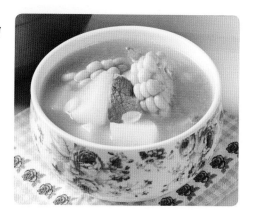

原料

白萝卜块、玉米段各 150 克，猪瘦肉 100 克，蜜枣 15 克，杏仁 10 克，陈皮 5 克，高汤适量

调料

盐 2 克

做法

1. 锅中注入清水烧开，倒入猪瘦肉，拌匀，煮约 2 分钟，焯去血水，捞出焯煮好的瘦肉；将猪瘦肉过一下冷水，装盘备用。

2. 砂锅中注入高汤烧开，倒入玉米段、白萝卜块、瘦肉、蜜枣、杏仁，拌匀。

3. 盖上锅盖，用大火烧开后转小火煮 1 ~ 3 小时至食材熟透。

4. 揭开锅盖，加入盐，拌匀，盛出煮好的汤料，装入碗中即可。

牛奶鲫鱼汤

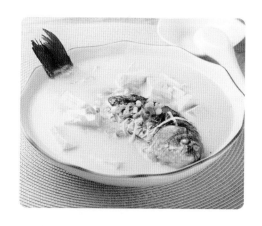

原料

净鲫鱼 400 克，豆腐 200 克，牛奶 90 毫升，姜丝、葱花各少许

调料

盐 2 克，鸡粉少许

做法

1. 洗净的豆腐切开，再切成小方块。

2. 用油起锅，放入鲫鱼，煎片刻，至两面断生，盛出煎好的鲫鱼，装入盘中。

3. 锅中注入清水烧开，放入姜丝、鲫鱼、鸡粉、盐，搅匀，掠去浮沫，煮约 3 分钟。

4. 揭开锅盖，放入豆腐块、牛奶，拌匀，煮约 2 分钟至豆腐入味，盛出煮好的鲫鱼汤，装入汤碗中，撒上葱花即成。

Part

3

降压食材轻松替换，
让您的降压之路不再寡味

高血压患者的日常饮食往往会受到各种限制，在食材的选择上也难免单一。

本章为您介绍一些可以互相替换的食材，供您选择，让您的餐桌不再单调，

让您的降压之路不再寡味。

粮豆

燕麦

每日
75克

性味归经

性温，味甘。归脾、心经。

【降压作用】

燕麦是谷物中唯一含有皂苷素的，可以调节人体肠胃功能，降低血压和血液中的胆固醇，常食可有效地预防高血压、高血脂及心脑血管疾病。燕麦具有健脾、益气、补虚、止汗、养胃、润肠的功效，不仅对预防动脉硬化、脂肪肝、糖尿病、冠心病、高血压有一定疗效，而且对便秘以及水肿等都有很好的辅助治疗作用，此外，它还可以改善血液循环、缓解生活和工作带来的压力。

【食用注意事项】

燕麦的营养价值很高，对于很多病症都有良好的食疗功效，脂肪肝、糖尿病、水肿、习惯性便秘、体虚自汗、多汗、盗汗、高血压、高脂血症、动脉硬化等病症患者以及产妇、婴幼儿、空勤和海勤人员均宜经常食用，但孕妇不宜多吃。

玉 米燕麦粥

原料

玉米粉 100 克，燕麦片 80 克

燕麦和玉米都具有一定的降压作用，本品非常适合高血压患者食用，具有降低血糖、润肠通便、延年益寿等功效。

做法

1. 取一碗，倒入玉米粉，注入适量清水。
2. 搅拌均匀，制成玉米糊。
3. 砂锅中注水烧开，倒入燕麦片。
4. 盖上锅盖，大火煮 3 分钟至熟。
5. 揭开锅盖，加入玉米糊，拌匀。
6. 稍煮片刻至食材熟软，关火后将煮好的粥盛出，装入碗中即可。

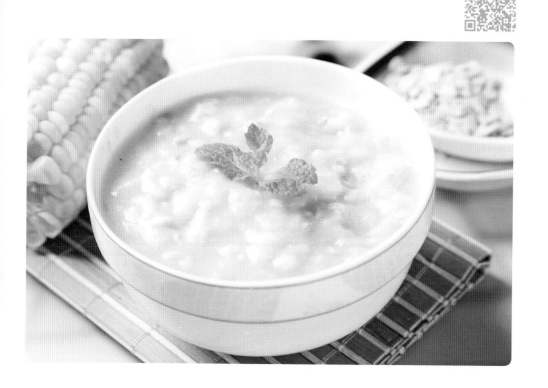

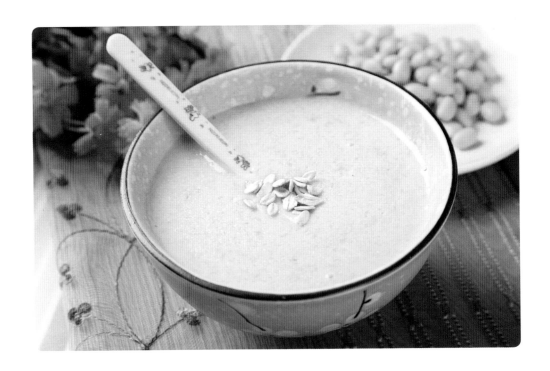

燕 麦黄豆豆浆

原料

水发黄豆 70 克，燕麦片 30 克

调料

白糖 15 克

降压作用

黄豆和燕麦都可以帮助降低血压，二者打成豆浆食用，对高血压患者非常有益。

做法

1. 取备好的豆浆机，倒入洗净的水发黄豆。

2. 撒上备好的燕麦片，注入适量清水。

3. 盖上机头，选择"快速豆浆"，再按"启动"键。

4. 待机器运转 20 分钟，磨出豆浆。

5. 断电后取下机头，倒出燕麦豆浆，装在小碗中。

6. 饮用时加入少许白糖，拌匀即可。

荞麦

可替换食材

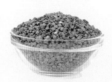

🍎 可替换原因

荞麦中含有丰富的维生素P，可以增强血管壁的弹性、韧度和致密性，有降低血压的功效。

荞麦豆浆

原料

水发黄豆 80 克，荞麦 80 克

调料

白糖 15 克

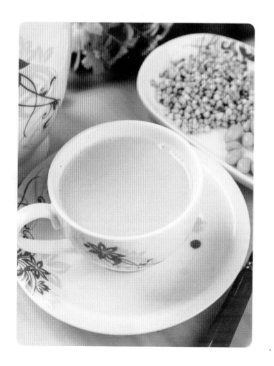

做法

1. 把洗净的荞麦、水发黄豆倒入豆浆机中，注入适量清水，至水位线即可。
2. 盖上豆浆机机头，选择"五谷"程序，再选择"开始"键，开始打浆；待豆浆机运转约 15 分钟，即成豆浆。
3. 将豆浆机断电，取下机头。
4. 将豆浆盛入碗中，加入少许白糖，搅拌均匀即可。

粮豆

黄豆

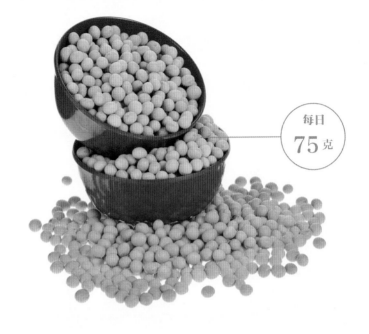

每日
75克

主要营养成分　性味归经

性平，味甘。归脾、大肠经。

蛋白质、铁、镁、钼、锰、铜、锌、硒。

【降压作用】

黄豆含有一种特殊成分——异黄酮，能降低血压和胆固醇，可预防高血压及血管硬化。黄豆具有健脾、益气、宽中、润燥、补血、降低胆固醇、利水、抗癌之功效。黄豆中的各种矿物质对缺铁性贫血有益，而且能促进酶的催化、激素分泌和新陈代谢。

【食用注意事项】

动脉硬化、高血压、冠心病、糖尿病、气血不足、营养不良、癌症等患者可经常食用黄豆，有较好的食疗功效，但是，黄豆也有一定的食疗禁忌。一般认为，患有肝病、肾病、痛风、消化功能不良、胃脘胀痛、腹胀等慢性消化道疾病的人应尽量少食黄豆。

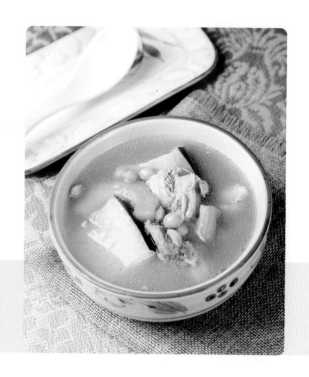

双 瓜黄豆排骨汤

原料

冬瓜150克，苦瓜80克，水发黄豆85克，排骨段150克，姜片少许

调料

盐、鸡粉各少许

> **降压作用** 苦瓜具有降低血糖、防癌抗癌、抗菌、消炎、抗病毒等作用，黄豆和冬瓜有利于降低血压。

做法

1. 将洗净的冬瓜切块；洗好的苦瓜切开，去籽，再切小块。

2. 锅中注水烧开，放入洗净的排骨段，焯水后捞出，沥干水分，待用。

3. 砂锅中注水烧开，放入排骨段、冬瓜块。

4. 放入切好的苦瓜块，倒入洗净的水发黄豆，撒上姜片，搅散。

5. 盖上锅盖，烧开后转小火煲煮约70分钟，至食材熟透。

6. 揭开锅盖，加入盐、鸡粉，搅匀，续煮一小会儿，关火后盛在碗中即可。

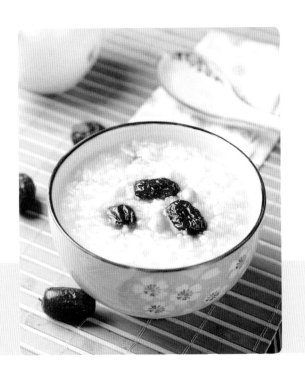

黄豆红枣粥

原料

水发大米 350 克，水发黄豆 150 克，红枣 20 克

调料

白糖适量

降压作用 | 黄豆含有大豆异黄酮，能降低血压和胆固醇，和红枣、大米煮粥食用，非常适合高血压患者。

做法

1. 砂锅注入适量清水。

2. 倒入泡好的大米。

3. 放入水发黄豆、红枣。

4. 盖上锅盖，用大火煮开后转小火续煮 40 分钟至食材熟软。

5. 揭开锅盖，加入白糖拌匀至溶化。

6. 关火后盛出煮好的粥，装碗即可。

黄 豆甜豆浆

原料

水发黄豆 70 克

调料

白糖少许

做法

1. 把洗净的黄豆倒入豆浆机中。
2. 注入适量清水至水位线。
3. 盖上豆浆机机头，选择"五谷"程序，再选择"开始"键，开始打浆。
4. 待豆浆机运转约 15 分钟，即成豆浆。
5. 将豆浆机断电，取下机头。
6. 将豆浆盛入碗中，加入少许白糖，搅拌至白糖溶化即可。

> **降压作用** 黄豆含有一种特殊成分——异黄酮，能降低血压和胆固醇，可预防高血压及血管硬化。

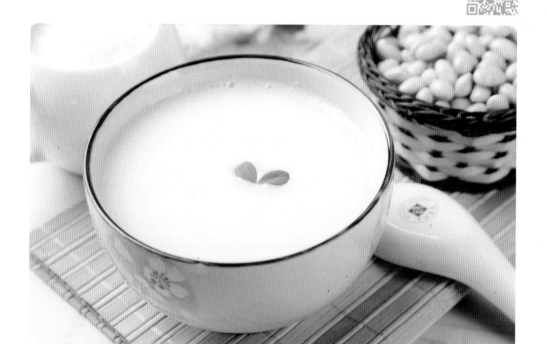

黑豆

可替换食材

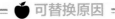 可替换原因

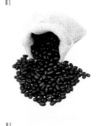

黑豆中含有亚油酸、卵磷脂、亚麻酸以及钙、镁等营养物质，能有效降低胆固醇和血压，软化血管，对高血压及冠心病等心脑血管疾病大有益处。

酱香黑豆蒸排骨

原料

排骨 350 克，水发黑豆 100 克，姜末 5 克，花椒 3 克

调料

盐 2 克，豆瓣酱 40 克，生抽 10 毫升，食用油适量

做法

1. 将洗净的排骨装碗，倒入泡好的黑豆，放入豆瓣酱。
2. 加入生抽、盐，倒入花椒、姜末，加入食用油，将排骨拌匀，腌渍 20 分钟至入味。
3. 将腌好的排骨装盘；取出已烧开的电蒸锅，放入腌好的排骨，盖上锅盖，调好时间旋钮，蒸 40 分钟至熟软入味。
4. 揭开锅盖，取出蒸好的排骨即可。

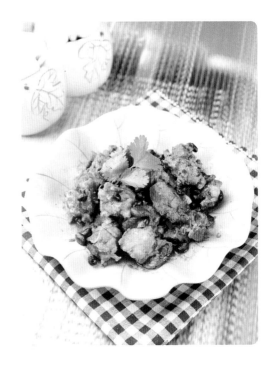

绿豆

可替换食材

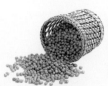

🍎 **可替换原因**

绿豆是典型的高钾低钠食品，钾能够促进钠的排出，还可以软化血管，从而降低血压，维持血压稳定，保护心脏。

绿豆燕麦红米糊

原料

水发红米 220 克，水发绿豆 160 克，燕麦片 75 克

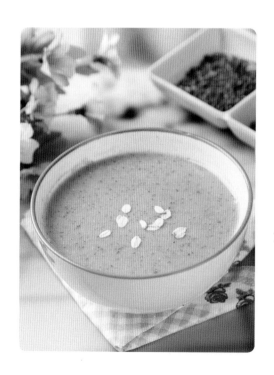

做法

1. 取豆浆机，倒入洗净的水发红米、水发绿豆、燕麦片，注入适量清水，至水位线。

2. 盖上机头，选择"米糊"项目，再点击"启动"。

3. 待机器运转 35 分钟，煮成米糊。

4. 断电后取下机头，倒出煮好的米糊，装在小碗中即可。

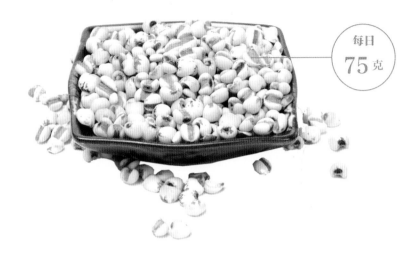

粮豆

薏米

每日
75克

主要营养成分　碳水化合物、维生素 B_1、薏米酯、三萜化合物。

性味归经　性凉，味甘、淡。归脾、胃、肺经。

【降压作用】

薏米含丰富的水溶性纤维素，可以降低胆固醇以及三酰甘油的含量，有效预防高血压、高血脂、脑卒中等心脑血管疾病。薏米具有利水渗湿、抗癌、解热、镇静、镇痛、抑制骨骼肌收缩、健脾止泻、除痹、排脓等功效，还可美容健肤，对于治疗扁平疣等病症有一定食疗功效。薏米还有增强人体免疫功能、抗菌的作用，可入药，用来治疗水肿、脚气、脾虚泄泻，也可用于肺痈、肠痈等病的治疗。

【食用注意事项】

薏米的营养价值很高，对于很多病症都有很好的食疗作用。泄泻、水肿、淋浊、慢性肠炎、阑尾炎、风湿性关节痛、尿路感染、白带过多、癌症、高血压患者可以经常食用薏米，但便秘、尿多者及怀孕早期的女性不宜食用薏米。

薏米山药饭

原料

水发大米 160 克，水发薏米 100 克，山药 160 克

做法

1. 将洗净去皮的山药切片，再切成条，改切成丁，备用。

2. 砂锅中注水烧开。

3. 倒入洗好的水发大米、水发薏米。

4. 放入切好的山药丁，拌匀。

5. 盖上锅盖，煮开后用小火煮 30 分钟至食材熟透。

6. 关火后揭开锅盖，盛出煮好的粥，装入碗中即可。

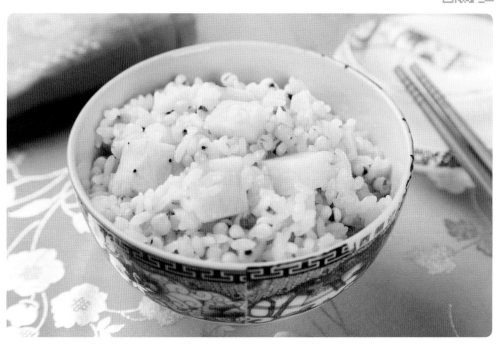

黑米

🍎 **可替换原因**

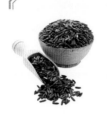

黑米中的钾、镁等矿物质有利于控制血压，减少患心脑血管疾病的风险，其所含的黄酮类活性物质能维持血管正常渗透压，减轻血管脆性，预防动脉硬化等症。

百合黑米粥

原料

水发大米 120 克，水发黑米 65 克，鲜百合 40 克

调料

盐 2 克

做法

1. 砂锅中注入适量清水烧热，倒入备好的水发大米、水发黑米，放入洗好的百合，拌匀。

2. 盖上锅盖，烧开后用小火煮约 40 分钟至熟。

3. 揭开锅盖，放入盐。

4. 拌匀，煮至粥入味，关火后盛出煮好的粥即可。

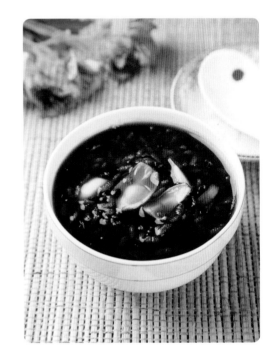

可替换食材 小米

🍎 **可替换原因**

小米富含多种维生素和矿物质，能抑制血管收缩，有效降血压，防治动脉硬化，是高血压患者的健康食品。

小米蒸红薯

原料

水发小米 80 克，去皮红薯 250 克

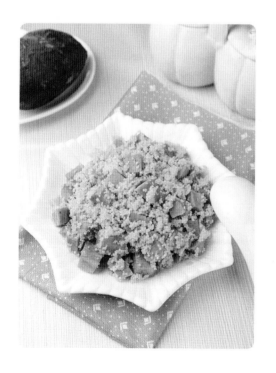

做法

1. 红薯切小块。

2. 将切好的红薯块装碗，倒入泡好的小米，搅拌均匀；将拌匀的食材装盘。

3. 备好已注水烧开的电蒸锅，放入食材，盖上锅盖，调好时间旋钮，蒸 30 分钟至熟。

4. 揭开锅盖，取出蒸好的小米和红薯即可。

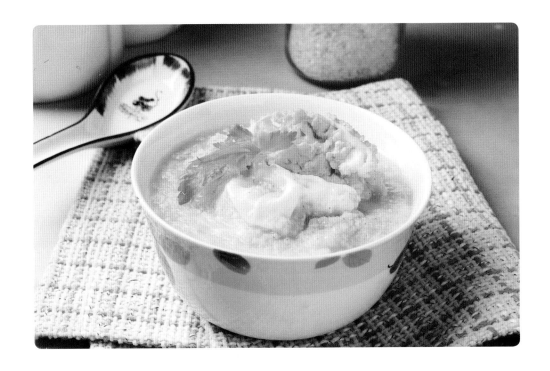

小 米 鸡 蛋 粥

原料

小米 300 克，鸡蛋 40 克

调料

盐、食用油适量

降压作用 | 鸡蛋具有补充钙质、增强免疫等功效，小米可以控制血压。本品适合高血压患者食用。

做法

1. 砂锅中注入适量清水，大火烧热。

2. 倒入备好的小米，搅拌片刻。

3. 盖上锅盖，烧开后转小火煮 20 分钟至熟软。

4. 揭开锅盖，加入少许盐、食用油，搅匀调味。

5. 打入鸡蛋，小火煮 2 分钟。

6. 关火，将煮好的粥盛出装入碗中。

大米小米粥

原料

水发大米 50 克，水发小米 50 克

调料

白糖 10 克

| 降压作用 | 小米能抑制血管收缩，有效降血压，防治动脉硬化，是高血压患者的健康食品。 |

做法

1. 砂锅中注水烧开。

2. 倒入洗净的水发小米。

3. 放入备好的水发大米。

4. 盖上锅盖，烧开后用小火煮约 20 分钟至食材熟透。

5. 揭开锅盖，加入适量白糖，搅拌一会儿，用中火煮至溶化。

6. 关火后盛出煮好的小米粥，装在碗中即成。

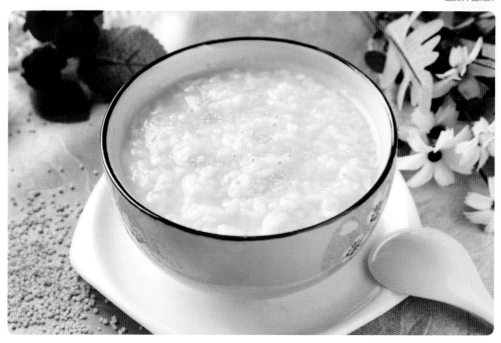

蔬菜

豌豆

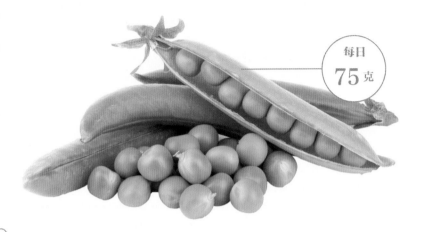

每日
75克

主要营养成分

碳水化合物、脂肪、蛋白质、纤维素。

性味归经

性平，味甘。归脾、胃经。

【降压作用】

豌豆是典型的高钾低钠食物，具有良好的降低血压的作用。此外，豌豆中还富含镁、钙等元素，可降低血压，预防心脑血管疾病的发生。豌豆具有和中益气、升阳举陷、解疮毒、通乳及消肿的功效，可辅助治疗内脏下垂，增强人体的新陈代谢，帮助预防心脏病及多种癌症（如结肠癌和直肠癌），能使皮肤柔腻润泽，并能抑制黑色素生成。

【食用注意事项】

脾胃虚弱、小腹胀满、呕吐泻痢、产后乳汁不下、烦热口渴、脱肛、子宫脱垂等患者可经常食用豌豆，具有很好的食疗功效，但是豌豆也有一定的食用禁忌，如患有尿路结石、皮肤病、慢性胰腺炎、糖尿病、消化不良等病症者均不宜常食。

豌豆绿豆粥

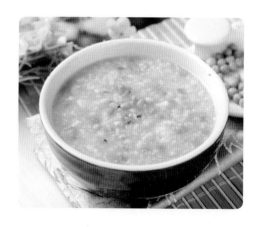

原料

水发豌豆 50 克，水发绿豆 50 克，粳米 150 克

调料

白糖适量

做法

1. 砂锅中注入清水大火烧开，倒入泡发好的粳米、水发豌豆、水发绿豆，搅拌片刻。

2. 盖上锅盖，烧开后转小火煮 40 分钟。

3. 揭开锅盖，放入少许白糖，搅拌片刻，至白糖完全溶化。

4. 关火，将煮好的粥盛出装入碗中即可。

牛奶豌豆泥

原料

牛奶 400 毫升，豌豆 150 克

做法

1. 锅中注入适量清水，用大火烧开，倒入豌豆，盖上锅盖，大火煮 15 分钟。

2. 揭开锅盖，将豌豆捞出放入凉水中，待豌豆凉后用手将豌豆上的皮搓去；将豌豆皮捞出，沥干。

3. 备好榨汁机，组装好搅拌刀座，倒入备好的豌豆，再加入备好的牛奶，盖上机盖，启动榨汁机，将豌豆打制成泥。

4. 打开机盖，将豌豆泥盛出装入碗中即可。

蚕豆

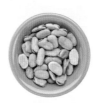

可替换原因

蚕豆富含蛋白质、氨基酸等物质，不含胆固醇，是低热量食物，有降血压、清热解毒之功效，对高血压、高血脂等心血管疾病患者来说是很好的绿色食品。

蚕豆枸杞粥

原料

水发大米 180 克，鲜蚕豆 60 克，枸杞子少许

做法

1. 砂锅中注入适量清水烧热，倒入洗净的水发大米，放入备好的蚕豆，搅拌一会儿，使米粒散开。

2. 盖上锅盖，大火烧开后改小火煮约20 分钟至米粒变软。

3. 揭开锅盖，撒上洗净的枸杞子，拌匀；盖上锅盖，用中小火续煮约 10 分钟至食材熟透。

4. 揭开锅盖，搅拌几下，关火后盛在小碗中，稍微冷却后食用即可。

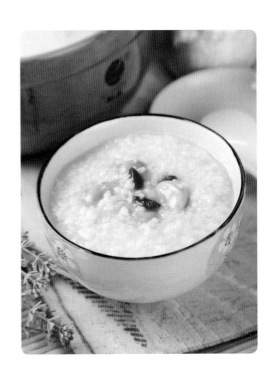

蚕 豆黄豆豆浆

原料

水发黄豆 50 克，水发蚕豆 50 克

调料

白糖适量

黄豆和蚕豆都有一定的降压作用，本品非常适合高血压患者食用。

做法

1. 把洗净的水发蚕豆、水发黄豆倒入豆浆机中。

2. 注入适量清水，至水位线即可。

3. 盖上豆浆机机头，选择"五谷"程序，再选择"开始"键，开始打浆。

4. 待豆浆机运转约 15 分钟，即成豆浆。

5. 将豆浆机断电，取下机头。

6. 将豆浆盛入碗中，加入少许白糖，搅拌片刻至白糖溶化即可。

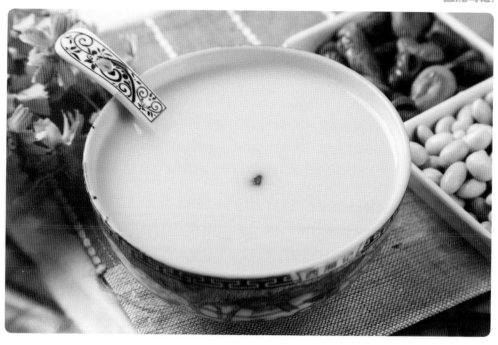

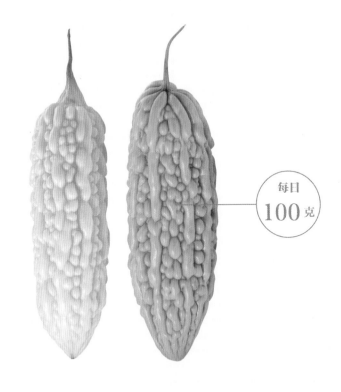

苦瓜

蔬菜

每日 **100**克

主要营养成分 | 维生素C、粗纤维、钙、铁。

性味归经 | 性寒、味苦。归心、肝、脾、胃经

【降压作用】

苦瓜富含维生素C，对保持血管弹性、维持血管正常功能，以及防治高血压、脑血管意外、冠心病等具有积极作用。钾可以保护心肌细胞，有效降低血压。苦瓜具有清暑除烦、清热消暑、解毒、明目、降低血糖、补肾健脾、益气壮阳、提高机体免疫能力的功效，对治疗痢疾、疮肿、热病烦渴、痱子过多、眼结膜炎、小便短赤等病有一定的疗效。此外，还有助于加速伤口愈合，使皮肤细嫩柔滑。

【食用注意事项】

苦瓜营养丰富，对很多病症都有很好的食疗效果，一般人均可食用，特别适合糖尿病、高血压、癌症患者食用。但脾胃虚寒者不宜生食，食之容易引起呕吐、腹痛，另外由于苦瓜中含有奎宁，奎宁有刺激子宫收缩的作用，故孕妇不宜食用苦瓜。

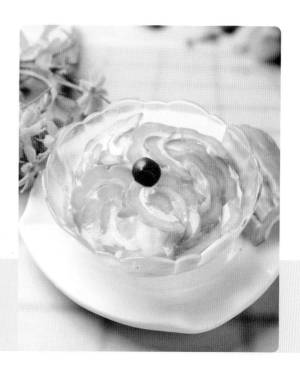

冰镇苦瓜

原料

苦瓜 500 克，冰块适量

调料

蜂蜜 15 克

做法

1. 洗净的苦瓜切开，去瓤，切成薄片。
2. 备好一个碗，将碎冰倒入。
3. 将苦瓜片均匀地铺上去。
4. 用保鲜膜将苦瓜包好。
5. 将苦瓜放入冰箱冷藏 15~20 分钟。
6. 待冷藏后，将苦瓜取出，去除保鲜膜，淋上蜂蜜即可。

降压作用 苦瓜富含维生素 C，对保持血管弹性、维持血管正常功能，以及防治高血压、脑血管意外、冠心病等具有积极作用。

苦瓜玉米粒

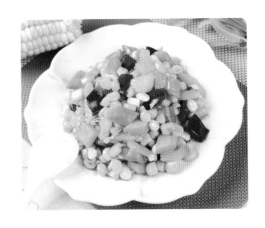

原料

玉米粒 150 克，苦瓜 80 克，彩椒 35 克，
青椒 10 克，姜末少许

调料

盐少许，食用油适量，泰式甜辣酱适量

做法

1. 将洗净的苦瓜去除瓜瓤，切菱形块；
洗好的青椒、彩椒切丁。

2. 锅中注水烧开，倒入洗净的玉米粒、
苦瓜块、彩椒丁、青椒丁，焯水后捞出，
沥干水分，待用。

3. 用油起锅，撒上备好的姜末，爆香；
倒入焯过水的食材，炒匀炒透；加入少
许盐，倒入备好的甜辣酱，大火快炒，
至食材熟软、入味。

4. 关火后盛出炒好的菜肴，装盘即可。

玉米苦瓜煎蛋饼

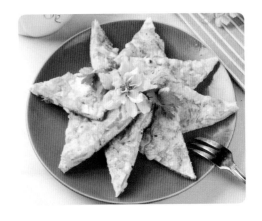

原料

玉米粒 100 克，苦瓜 85 克，高筋面粉
30 克，玉米粉 15 克，鸡蛋液 130 克

调料

盐少许，鸡粉 2 克，胡椒粉、食用油各
适量

做法

1. 将洗净的苦瓜切薄片；玉米粒和苦
瓜片焯水。

2. 鸡蛋液倒入碗中，搅散，加入焯过
水的材料，放入高筋面粉、玉米粉、盐、
鸡粉、胡椒粉拌匀，制成蛋糊。

3. 用油起锅，倒入调好的蛋液，铺开、
摊平，转中火煎成饼形，再翻转蛋饼，
煎至两面熟透。

4. 关火后盛出煎好的蛋饼，食用时分
切成小块，摆好盘即可。

可替换食材

冬瓜

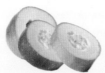

冬瓜富含多种维生素、粗纤维和钙、磷、铁等元素，且钾盐含量高，钠盐含量低，对于需要低钠食物的高血压、肾病、水肿等患者，尤为适合。

冬瓜绿豆粥

原料

冬瓜 200 克，水发绿豆 60 克，水发大米 100 克

调料

冰糖 20 克

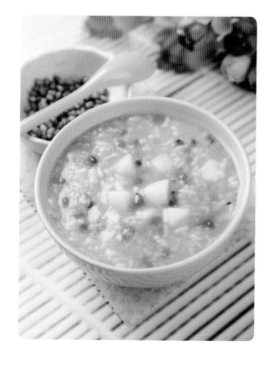

做法

1. 洗净去皮的冬瓜切条，再切小丁，备用。

2. 砂锅中注水烧开，倒入洗净的水发大米、绿豆，搅匀，盖上锅盖，烧开后用小火煮约 30 分钟至熟。

3. 揭开锅盖，放入切好的冬瓜，搅拌匀；盖上锅盖，用小火续煮 15 分钟至冬瓜熟烂。

4. 揭开锅盖，加入适量冰糖拌匀，煮至溶化；关火后盛出煮好的粥，装入碗中即可。

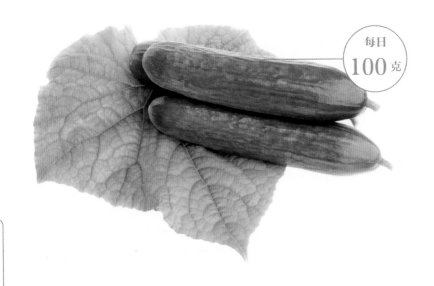

蔬菜

黄瓜

每日
100克

主要营养成分

纤维素、矿物质、维生素、乙醇、丙醇。

性味归经

性凉，味甘。归肺、胃、大肠经。

【降压作用】

黄瓜具有除湿、利尿、降脂、镇痛、促消化的功效。尤其是黄瓜中所含的纤维素能促进肠内腐败食物排泄，而其所含的丙醇、乙醇和丙醇二酸还能抑制糖类物质转化为脂肪，对肥胖者和高血压、高血脂患者有利。

【食用注意事项】

选购黄瓜，应选色泽亮丽者，以外表有刺状凸起，而且黄瓜头上顶着新鲜黄花的为好。保存黄瓜要先将其表面的水分擦干，再放入密封保鲜袋中，封好袋口后冷藏即可。

肥胖、高血压、高血脂、水肿、癌症、糖尿病、热病患者可经常食用黄瓜，但脾胃虚弱、胃寒、腹痛腹泻、肺寒咳嗽者不宜常食黄瓜。

茄汁黄瓜

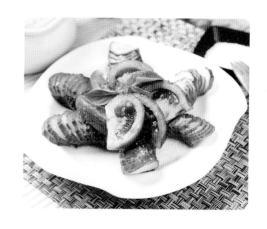

原料

黄瓜 120 克，西红柿 220 克

调料

白糖 5 克

做法

1. 洗净西红柿，用开水烫一下，剥去皮。
2. 将黄瓜放在砧板上，旁边放置一支筷子，切黄瓜但不完全切断，用手稍压一下，使其片状呈散开状。
3. 将切好的黄瓜摆放在盘子中备用。
4. 将西红柿切成瓣，摆放在黄瓜上面，撒上白糖即可。

香菇豆腐酿黄瓜

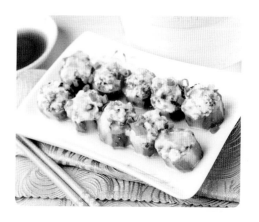

原料

黄瓜 240 克，豆腐 70 克，水发香菇 30 克，胡萝卜 30 克，葱花 2 克

调料

盐 2 克，鸡粉 3 克，干淀粉 8 克，芝麻油适量

做法

1. 洗净的黄瓜切段；胡萝卜切碎；备好的豆腐切块；泡发好的香菇去蒂，切碎。全部放入碗中，放入干淀粉，拌匀。
2. 用小勺子将黄瓜段中间部分挖去，不要挖穿；将拌好的食材填入，压实。
3. 备好电蒸锅，注水烧开，放入黄瓜段，盖上锅盖，蒸 8 分钟后取出。
4. 热锅中注水烧开，放入鸡粉、水淀粉、芝麻油，浇在黄瓜段上即可。

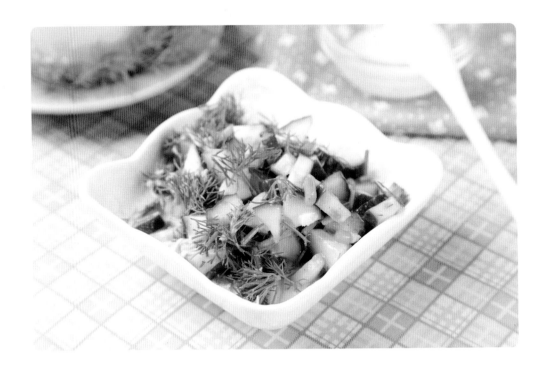

蒜味黄瓜酸奶沙拉

原料

黄瓜120克，柠檬45克，酸奶20毫升，茴香65克，蒜末少许

调料

盐、黑胡椒粉、白糖各2克，橄榄油5毫升

降压作用 黄瓜是降压、排毒、养颜、清热的好东西，加入开胃的酸奶，风味独特、热量低，很适合高血压患者。

做法

1. 洗净的黄瓜切丁，装碗；洗好的茴香切小段。

2. 黄瓜丁中加入盐，拌匀，腌渍20分钟至水分析出。

3. 倒出黄瓜丁中的水分，待用。

4. 往黄瓜丁中倒入切好的茴香段，放入蒜末。

5. 挤入柠檬汁，加入黑胡椒粉、橄榄油、白糖，搅拌均匀。

6. 将拌好的黄瓜丁装入干净的碗中，淋上酸奶即可。

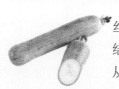

丝瓜

可替换食材

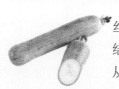

可替换原因

丝瓜含皂苷类物质，能与肠内的胆固醇结合形成不易吸收的混合物，排出体外，从而有效降低胆固醇和血压。

松仁丝瓜

原料

松仁20克，丝瓜块90克，胡萝卜片30克，姜末、蒜末各少许

调料

盐3克，鸡粉2克，水淀粉10毫升，食用油5毫升

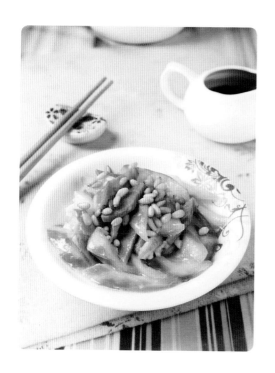

做法

1. 砂锅中注水烧开，加入食用油，倒入胡萝卜片、丝瓜块焯水，捞出。

2. 用油起锅，倒入松仁，滑油翻炒片刻；关火，将松仁捞出来，沥干油，装入盘中待用。

3. 锅底留油，放入姜末、蒜末，爆香；倒入胡萝卜片、丝瓜块，炒匀；加入盐、鸡粉，翻炒片刻至入味；倒入水淀粉，炒匀。

4. 关火，将炒好的丝瓜块盛出，装入盘中，撒上松仁即可。

南瓜

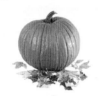

南瓜具有润肺益气、化痰、消炎止痛、降低血糖等功效，可防止结肠癌的发生，对高血压及肝脏的一些病变也有预防和治疗作用。

南瓜小米粥

原料

南瓜肉 110 克，水发小米 80 克

调料

白砂糖 10 克

做法

1. 将洗净的南瓜肉切片，再切小块。

2. 砂锅中注水烧开，倒入洗净的水发小米，盖上锅盖，烧开转小火煮约 30 分钟至米粒变软。

3. 揭开锅盖，倒入切好的南瓜，搅拌均匀；再盖上锅盖，用小火续煮约 15 分钟至食材熟透。

4. 揭开锅盖，根据个人口味倒入适量白糖，搅拌几下，关火后盛出即可。

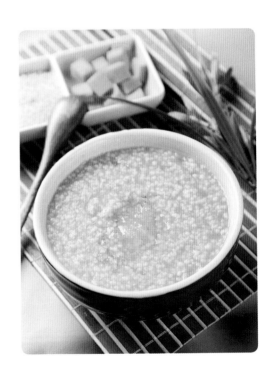

冰 糖百合蒸南瓜

原料

南瓜条 130 克，鲜百合 30 克，

调料

冰糖 15 克

做法

1. 把南瓜条装在蒸盘中。
2. 放入洗净的鲜百合，撒上冰糖，待用。
3. 备好电蒸锅，放入蒸盘。
4. 盖上锅盖，蒸约 10 分钟至食材熟透。
5. 断电后揭开锅盖，取出蒸盘。
6. 稍微冷却后食用即可。

> **降压作用** 南瓜具有补中益气、降血脂、降血糖、清热解毒等作用。和百合一起蒸制食用，非常适合高血压患者。

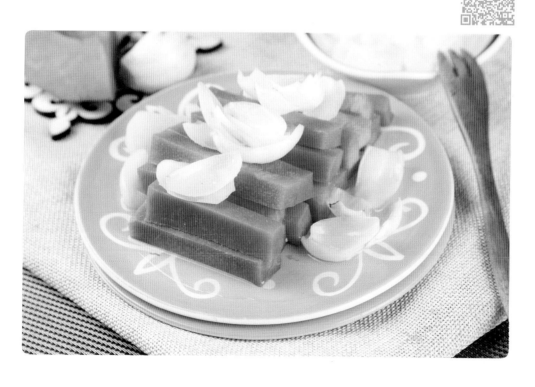

蔬菜

菠菜

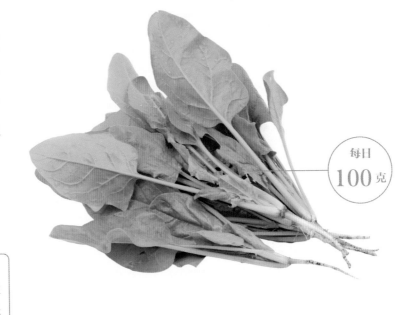

每日
100克

主要营养成分 | 维生素、铁、钾、叶酸、磷脂

性味归经 | 性凉，味甘、辛。归大肠、胃经。

【降压作用】

每 100 克菠菜含钾 500 毫克，可帮助排出人体内多余的钠，有效降低血压，非常适合高血压患者食用。菠菜中还含有丰富的维生素 C 和钙，对老年高血压病患者大有益处。菠菜具有促进肠道蠕动的作用，利于排便，对于痔疮、慢性胰腺炎、便秘、肛裂等病症有食疗作用。菠菜能促进生长发育，增强抗病能力，促进人体新陈代谢，延缓衰老。

【食用注意事项】

高血压患者、便秘者、贫血者、坏血病患者、电脑工作者、爱美者、糖尿病患者及皮肤粗糙、过敏者都可经常食用菠菜，但肾炎、肾结石、脾虚便溏者均不宜食用。此外，菠菜不能直接烹调或与豆腐同吃，因为菠菜含草酸较多，易与钙结合形成草酸钙，影响机体对钙的吸收，故吃菠菜时宜先用沸水烫软，捞出再炒。

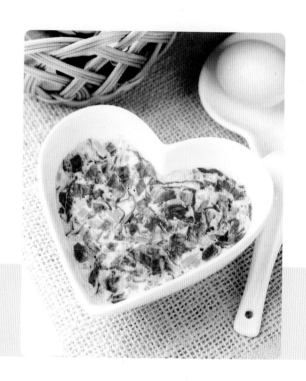

菠菜蒸蛋羹

原料

菠菜 25 克，鸡蛋 2 克

调料

盐 2 克，鸡粉 2 克，芝麻油适量

菠菜有润肠通便、降压降脂、促进代谢、保护视力、补血等多种功效。

做法

1. 择洗好的菠菜切碎，待用。

2. 鸡蛋倒入碗中，用筷子搅散打匀。

3. 在蛋液中倒入备好的清水，搅匀。

4. 放入盐、鸡粉，搅匀调味，再放入菠菜碎。

5. 备好电蒸锅烧开，将蛋液放入，盖上锅盖，将时间旋钮调至 10 分钟。

6. 揭开锅盖，将蛋羹取出，淋上适量芝麻油即可食用。

芹菜

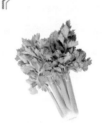

芹菜含有丰富的维生素P，可以增强血管壁的弹性、韧度和致密性，降低毛细血管通透性，抑制肾上腺素的升压作用，可降低血压、血脂。

蒸 芹菜叶

原料

芹菜叶45克，面粉10克，姜末、蒜末各少许

调料

鸡粉少许，白糖2克，生抽4毫升，陈醋8毫升，芝麻油适量

做法

1. 取一个小碗，倒入蒜末、姜末，加入少许生抽、鸡粉、芝麻油、陈醋、白糖，搅拌至糖溶化；把调好的味汁倒入另一个味碟，待用。

2. 将洗净的芹菜叶装入蒸盘中，撒上少许面粉，拌匀。

3. 蒸锅上火烧开，放入蒸盘，盖上锅盖，用中火蒸约5分钟至菜叶变软。

4. 关火后揭开锅盖，取出蒸盘，待芹菜稍冷后切成小段，再取一个盘子，放入切好的芹菜叶段，食用时佐以味汁即可。

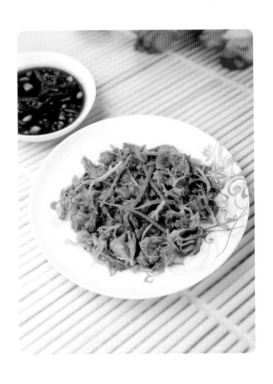

核桃仁芹菜炒香干

原料

香干120克，胡萝卜70克，核桃仁35克，芹菜段60克

调料

盐2克，鸡粉2克，水淀粉、食用油各适量

降压作用

芹菜可以降血压，和核桃仁、香干一起食用，还具有增进食欲、补充钙质等功效。

做法

1. 将洗净的香干切细条形；洗好的胡萝卜切片，再切粗丝，备用。

2. 热锅注油，烧至三四成热，倒入备好的核桃仁，拌匀，炸出香味，捞出沥干油，待用。

3. 用油起锅，倒入洗好的芹菜段，放入胡萝卜丝，倒入切好的香干，炒匀；加入少许盐、鸡粉、水淀粉，翻炒至食材入味；倒入炸好的核桃仁，炒匀。

4. 关火后盛出炒好的菜肴，装入盘中即可。

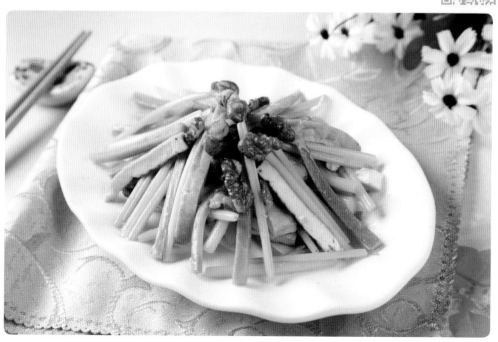

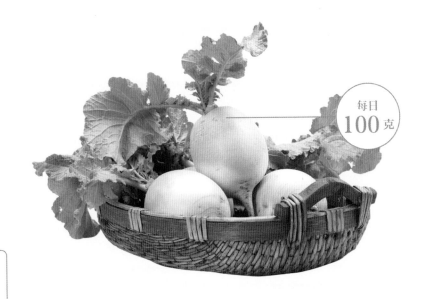

每日
100克

白萝卜

主要营养成分

性味归经

性凉，味辛、甘。归肺、胃经。

B族维生素、维生素C、铁、粗纤维、淀粉酶。

【降压作用】

白萝卜能促进新陈代谢，增强食欲，化痰清热，帮助消化，化积滞，对食积腹胀、咳痰失音、吐血、消渴、痢疾、头痛、排尿不利等症有食疗作用。常吃白萝卜可降低血脂、软化血管、稳定血压，还可预防冠心病、动脉硬化、胆石症等疾病。

【食用注意事项】

白萝卜的营养价值很高，对很多病症都有很好的食疗功效，高血压、糖尿病、咳嗽痰多、鼻出血、腹胀停食、腹痛等患者可经常食用，但阴盛偏寒体质者、脾胃虚寒者、胃及十二指肠溃疡者、慢性胃炎者、先兆流产及子宫脱垂者不宜多食。

萝卜丝蒸牛肉

原料

白萝卜 200 克，牛肉 150 克，蒜蓉、姜蓉各 5 克，葱花 2 克

调料

盐 2 克，辣椒酱 5 克，蒸鱼豉油 8 毫升，料酒 8 毫升，生抽、香油适量

降压作用　白萝卜和牛肉搭配食用，不仅有助于降血压，还能增强抵抗力，强身健体。

做法

1. 将洗净的白萝卜切丝；洗好的牛肉切丝。
2. 萝卜丝加盐，拌匀腌渍。
3. 牛肉丝加入料酒、蒸鱼豉油、生抽、姜蓉、蒜蓉、香油、辣椒酱，拌匀，腌渍。
4. 取腌渍好的萝卜丝，去除多余水分，倒入腌渍好的牛肉丝，拌匀，再转到蒸盘中，摆好造型。
5. 备好电蒸锅，烧开水后放入蒸盘，盖上锅盖，蒸约 15 分钟至食材熟透，趁热撒上葱花即可。

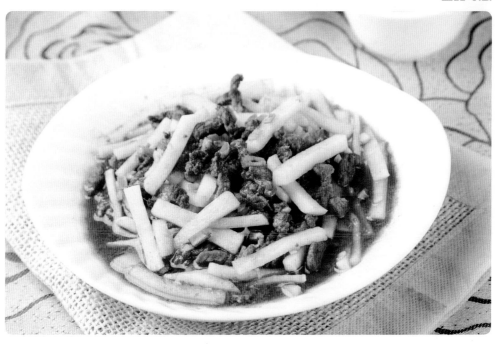

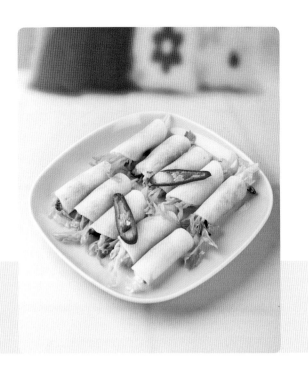

鸭肉蔬菜萝卜卷

原料

鸭肉 140 克，水发香菇 45 克，白萝卜 100 克，生菜 65 克

调料

料酒 8 毫升，生抽 3 毫升，鸡粉 2 克，水淀粉 10 毫升，白糖 3 克，白醋 12 毫升，盐、食用油各适量

> **降压作用** 鸭肉和白萝卜一起食用，具有降压降脂、养胃、补肾、增强免疫力、延缓衰老等功效。

做法

1. 洗净的水发香菇、生菜切丝；洗净去皮的白萝卜切片；处理干净的鸭肉切丝。

2. 白萝卜片加盐、白糖、白醋，拌匀，腌渍至其变软；鸭肉丝加生抽、料酒、水淀粉，拌匀，腌渍 15 分钟至其入味。

3. 用油起锅，倒入鸭肉丝，翻炒出香味；放入水发香菇丝，翻炒均匀。

4. 加入料酒、生抽、鸡粉、水淀粉，炒匀调味。

5. 关火后盛出炒好的食材，装入盘中，制成馅料。

6. 取出腌渍好的萝卜片，依次放入少许馅料、生菜丝，卷成卷，依此制成数个蔬菜卷，装入盘中即可。

胡萝卜

可替换食材

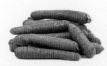

胡萝卜中的胡萝卜素含有琥珀酸钾盐等成分，能降低血压；胡萝卜中富含的槲皮素、山萘酚能有效改善微血管循环，具有降压、强心、降血糖等作用。

胡萝卜鸡肉茄丁

原料

去皮茄子 100 克，鸡胸肉 200 克，去皮胡萝卜 95 克，蒜片、葱段各少许

调料

盐 2 克，白糖 2 克，胡椒粉 3 克，蚝油 5克，生抽、水淀粉各 5 毫升，料酒 10 毫升，食用油适量

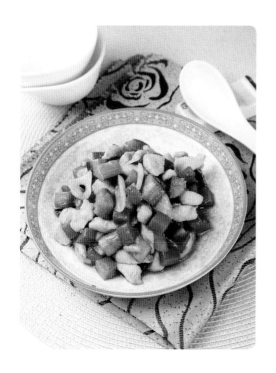

做法

1. 洗净去皮的茄子切丁；洗净去皮的胡萝卜切丁；洗净的鸡胸肉切丁，加少许盐、料酒、水淀粉、食用油，拌匀，腌渍 10 分钟至其入味。

2. 用油起锅，倒入腌好的鸡肉丁，翻炒约 2 分钟至转色；盛出，装盘待用。

3. 另起锅注油，倒入胡萝卜丁，炒匀；放入葱段、蒜片，炒香；倒入茄子丁，炒约 1 分钟至食材微熟。

4. 加入料酒、清水、盐，搅匀；盖上锅盖，用大火焖 5 分钟；倒入鸡肉丁，加入蚝油、胡椒粉、生抽、白糖，炒至入味即可。

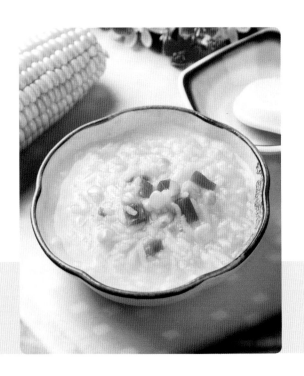

玉米胡萝卜粥

原料

玉米粒 250 克，胡萝卜 240 克，水发大米 300 克

玉米具有软化血管、降压降脂、增强免疫力、瘦身排毒等功效。

做法

1. 将洗净的胡萝卜去皮、切丁。

2. 砂锅中注入适量清水，用大火烧开。

3. 倒入备好的水发大米、胡萝卜丁、玉米粒，搅拌片刻。

4. 盖上锅盖，煮开后转小火煮 30 分钟至熟软。

5. 揭开锅盖，持续搅拌片刻。

6. 将煮好的粥盛出装入碗中即可。

胡萝卜牛尾汤

原料

牛尾段300克，去皮胡萝卜150克，姜片、葱花各少许

调料

料酒5毫升，盐2克，鸡粉2克，白胡椒粉2克

> **降压作用** 牛尾营养丰富，具有补虚作用，搭配清甜的胡萝卜一同煲煮，带着微微的生姜辣味，还有助于降压降脂。

做法

1. 洗净去皮的胡萝卜切滚刀块。
2. 沸水锅中放入洗净的牛尾段，焯煮约2分钟至去除血水和脏污，捞出待用。
3. 砂锅中注水烧开，放入牛尾段，淋上料酒，搅匀；盖上锅盖，用大火煮开。
4. 揭开锅盖，放入姜片；盖上锅盖，用小火煲煮约100分钟至牛尾段变软。
5. 揭开锅盖，倒入胡萝卜块，搅匀；盖上锅盖，用中小火续煮约30分钟至食材熟软。
6. 揭开锅盖，加入盐、鸡粉、白胡椒粉搅匀调味，撒上葱花即可。

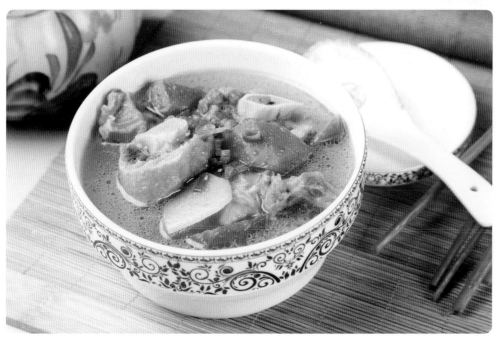

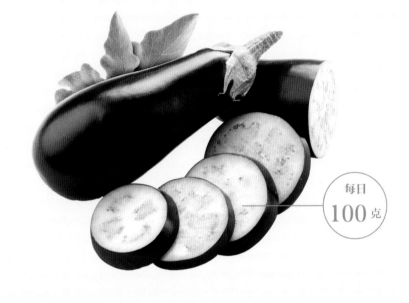

蔬菜

茄子

每日 **100** 克

主要营养成分 | 性味归经

主要营养成分 多种维生素、矿物质。

性味归经 味甘、性凉。归脾、胃、大肠经。

【降压作用】

茄子具有活血化瘀、清热消肿、宽肠之效，适用于肠风下血、热毒疮痈、皮肤溃疡等。茄子含有黄酮类化合物，具有抗氧化功能，可防止细胞癌变，同时也能降低血液中胆固醇含量，预防动脉硬化，可调节血压，保护心脏。

【食用注意事项】

茄子的营养价值较高，发热、咯血、便秘、高血压、动脉硬化、坏血病、眼底出血、紫癜等患者可经常食用茄子，但虚寒腹泻、皮肤疮疡、目疾患者以及孕妇均不宜食用。此外，茄子秋后味偏苦，寒性更甚，体质虚冷之人不宜多食。

茄 子 泥

原料

茄子 200 克

调料

盐少许

> **降压作用** 茄子含有蛋白质、碳水化合物、多种维生素及矿物质，能降低血液中胆固醇含量，预防动脉硬化，调节血压，保护心脏。

做法

1. 洗净的茄子切去头尾，去皮，再切段，改切成细条，待用。
2. 取一个蒸盘，放入切好的茄子条。
3. 将蒸盘放入烧开的蒸锅中。
4. 盖上锅盖，烧开后用中火蒸约 15 分钟至其熟软。
5. 揭开锅盖，取出蒸盘，放凉待用。
6. 将茄子条放在案板上，压成泥状，装入碗中，加入少许盐，搅拌均匀，至其入味即可。

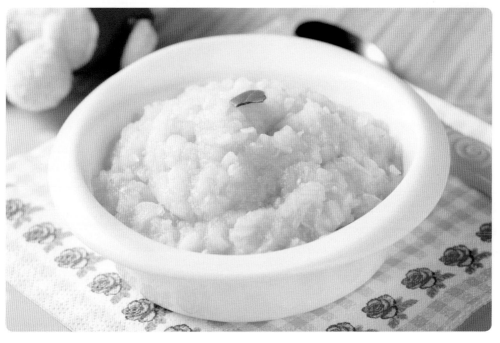

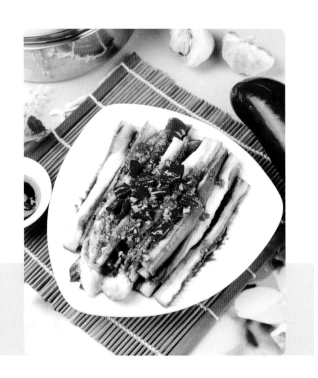

蒜香手撕蒸茄子

原料

茄子 260 克，蒜末 5 克，干辣椒 5 克

调料

蒸鱼豉油 10 毫升，食用油适量

降压作用 | 茄子具有降低血压、清热凉血、消肿解毒等作用，经常食用，对于高血压患者有益。

做法

1. 备好电蒸锅，锅内水烧开后放入装有洗净的茄子的蒸盘。
2. 盖上锅盖，蒸约 10 分钟至食材熟透。
3. 断电后揭开锅盖，取出蒸熟的茄子。
4. 放凉后撕成茄条，待用
5. 用油起锅，撒上蒜末、干辣椒，爆香
6. 淋上蒸鱼豉油，拌匀，调成味汁。
7. 关火后盛出，浇在茄条上即成。

蒜香肉末蒸茄子

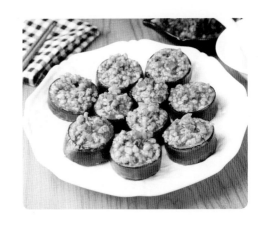

原料

肉末70克，茄子300克，蒜末10克，姜末8克，葱花3克

调料

盐2克，水淀粉15毫升，生抽8毫升，鸡粉2克，食用油适量

做法

1. 洗净的茄子切成2厘米厚度的段，在茄子一面划上井字花刀。
2. 热锅注油烧热，放入茄子段，略煎至两面微黄，盛出待用。
3. 锅底留油烧热，倒入蒜末、姜末，爆香；倒入肉末，炒松散；加盐、生抽、鸡粉，炒入味；放入水、水淀粉，大火翻炒收汁，将汁浇在茄子上。
4. 电蒸锅烧开，放入盛放茄子的蒸盘，蒸5分钟后取出，撒上葱花即可。

明目菊花蒸茄子

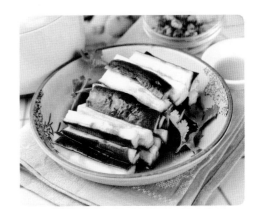

原料

茄子250克，菊花5克

调料

盐2克，香醋8毫升，芝麻油适量

做法

1. 洗净的茄子切粗条，装盘；备好热水，放菊花浸泡3分钟成菊花水，倒入盛粗条茄子的盘中。
2. 取出烧开上汽的电蒸锅，放入食材，加盖，调好时间旋钮，蒸10分钟至熟。
3. 揭开锅盖，取出蒸好的食材，取走菊花。
4. 香醋中加入盐、芝麻油，搅匀成调味汁，淋在蒸好的茄子上即可。

可替换食材

洋葱

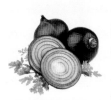

🍎 可替换原因

洋葱富含钾、钙等元素，能减少外周血管和心脏冠状动脉的阻力，对抗人体内儿茶酚胺等物质的升压作用，又能促进钠盐的排泄，从而使血压下降。

洋葱拌西红柿

原料

洋葱 85 克，西红柿 70 克

调料

白糖 4 克，白醋 10 毫升

做法

1. 洗净的洋葱切片，再切成丝，待用；洗好的西红柿切成瓣，备用。

2. 把洋葱丝装入碗中，加入少许白糖、白醋。

3. 搅拌匀至白糖溶化，腌渍约 20 分钟；碗中倒入西红柿瓣，搅拌匀。

4. 将拌好的食材装入盘中即可。

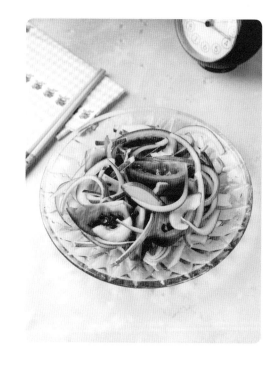

小米洋葱蒸排骨

原料

水发小米 200 克，排骨段 300 克，洋葱丝 35 克，姜丝少许

调料

盐 3 克，白糖、老抽各少许，生抽 3 毫升，料酒 6 毫升

降压作用 | 排骨营养丰富，搭配有助于降血压的小米、洋葱，具有降压、补钙、益精补血等功效。

做法

1. 把洗净的排骨段装碗中，放入洋葱丝、姜丝、盐、白糖、料酒、生抽、老抽，拌匀。
2. 倒入洗净的水发小米，搅拌一会儿。
3. 把拌好的材料转入蒸碗中，腌渍约 20 分钟，待用。
4. 蒸锅上火烧开，放入蒸碗。
5. 盖上锅盖，用大火蒸约 35 分钟至食材熟透。
6. 关火后揭开锅盖，取出蒸好的菜肴，稍微冷却后食用即可。

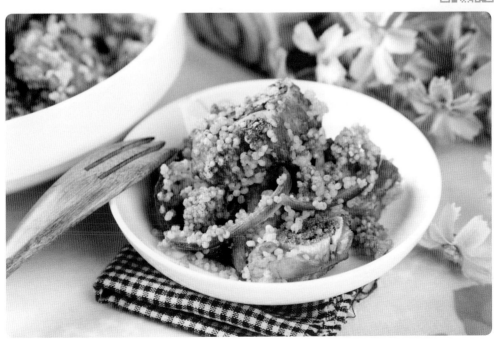

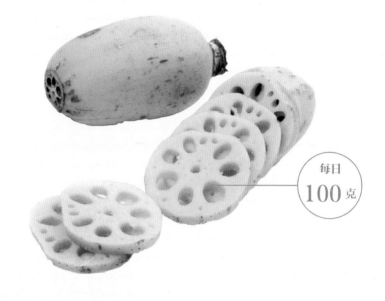

每日
100克

莲藕

蔬菜

主要营养成分

粗纤维、灰分、钙、铁、烟酸、维生素C。

性味归经

性凉，味辛、甘。归肺、胃经。

【降压作用】

莲藕具有滋阴养血的功效，可以补五脏之虚，强壮筋骨，补血养血。生食能清热润肺，凉血行瘀；熟食可健脾开胃，止泻固精。莲藕含有大量的鞣酸，有降低血压、防止出血的作用，可治疗高血压引起的脑出血症。

【食用注意事项】

莲藕的营养价值很高，对于许多病症都有很好的食疗作用，一般人皆可食用莲藕，尤其适合体弱多病、营养不良、高热、吐血者以及高血压、肝病、食欲不振、缺铁性贫血患者食用，但脾胃消化功能低下、大便溏薄者及产妇不宜食用。

糯米藕圆子

原料

水发糯米220克，肉末55克，莲藕45克，蒜末、姜末各少许

调料

盐2克，白胡椒粉少许，生抽4毫升，料酒6毫升，生粉、芝麻油、食用油各适量

> **降压作用** 莲藕口感甜脆，具有补五脏之虚、强壮筋骨、滋阴养血、利尿通便、降压降脂等作用。

做法

1. 将去皮洗净的莲藕剁成末。

2. 取一大碗，倒入肉末、莲藕，拌匀；再撒上蒜末、姜末，拌匀；加入少许盐、白胡椒粉、料酒、生抽、食用油、芝麻油，快速搅拌匀。

3. 倒入少许生粉，拌匀至肉起劲，再做成数个丸子，滚上水发糯米。

4. 将制成数个丸子生坯放在蒸盘中。

5. 蒸锅上火烧开，放入有丸子生坯的蒸盘，盖上锅盖，用大火蒸约25分钟，至食材熟透。

6. 关火后揭开锅盖，待蒸汽散开，取出即可。

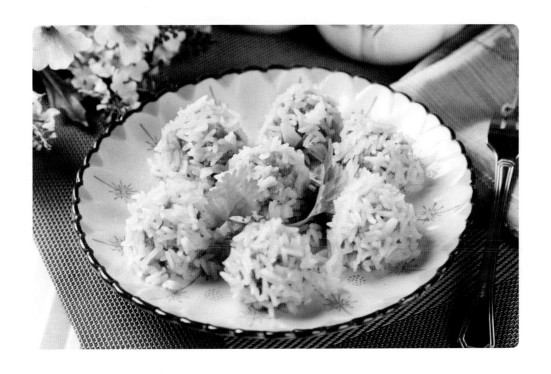

藕丁西瓜粥

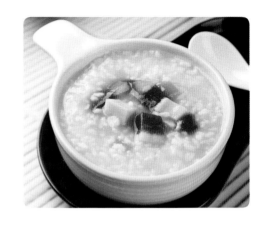

原料

莲藕 150 克，西瓜 200 克，大米 200 克

做法

1. 洗净去皮的莲藕切成丁；西瓜切成瓣，去皮，再切成块，备用。

2. 砂锅中注入适量清水烧热，倒入洗净的大米，搅匀。

3. 盖上锅盖，煮开后转小火煮 40 分钟。

4. 揭开锅盖，倒入莲藕丁、西瓜块，再盖上锅盖，用中火煮 20 分钟，搅拌均匀，盛入碗中即可。

藕片花菜沙拉

原料

花菜 60 克，莲藕 70 克，圣女果数个

调料

白糖、白醋、盐各适量

做法

1. 洗净去皮的莲藕切薄片，待用；洗净的花菜切成小朵，待用。

2. 锅中注入适量的清水大火烧开，倒入莲藕片、花菜，焯煮至断生。

3. 将食材捞出放入凉水中放凉，捞出。

4. 将食材装入碗中，放入少许盐、白糖、白醋，拌匀，装入盘中，放上少许圣女果装饰即可食用。

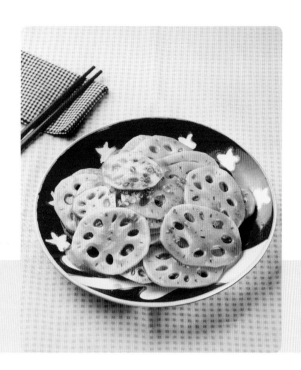

糖醋藕片

原料

莲藕 350 克，葱花少许

调料

白糖 20 克，盐 2 克，白醋 5 毫升，番茄汁 10 毫升，水淀粉 4 毫升，食用油适量

降压作用：莲藕具有消瘀清热、除烦解渴、降压降脂的功效，搭配糖醋汁，有不错的开胃效果。

做法

1. 将洗净去皮的莲藕切成片。

2. 锅中注水烧开，倒入适量白醋，放入藕片，焯煮 2 分钟至其八成熟；把焯过水的藕片捞出，备用。

3. 用油起锅，注入少许清水，放入白糖、盐、白醋，再加入番茄汁，拌匀，煮至白糖溶化。

4. 倒入适量水淀粉勾芡。

5. 放入焯好的藕片，拌炒匀。

6. 将炒好的藕片盛出，撒上葱花即可。

可
替
换
食
材

红薯

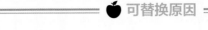

🍎 可替换原因

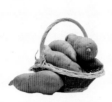

红薯中含有丰富的黏多糖类物质，可保持人体动脉血管的弹性，防止胆固醇在血管壁沉积，从而可有效降低血压，预防动脉硬化、冠心病以及脑卒中。

红 薯 紫 米 粥

原料

水发紫米 50 克，水发大米 100 克，红薯 100 克

调料

白糖 15 克

做法

1. 砂锅中注水烧开，倒入水发紫米、水发大米。

2. 放入处理好的红薯，拌匀。

3. 盖上锅盖，大火煮开转小火煮 40 分钟至食材熟软。

4. 揭开锅盖，加入白糖，拌匀调味；关火后盛出煮好的粥，装入碗中即可。

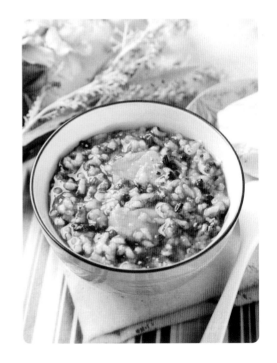

红 薯 糙 米 饭

原料

水发糙米 220 克，红薯 150 克

做法

1. 将去皮洗净的红薯切片，再切条形，改切丁。

2. 锅中注入适量清水烧热，倒入洗净的糙米，拌匀。

3. 盖上锅盖，烧开后转小火煮约 40 分钟至米粒变软。

4. 揭开锅盖，倒入红薯丁，搅散、拌匀。

5. 再盖上锅盖，用中小火煮约 15 分钟至食材熟透。

6. 揭开锅盖，搅拌几下，关火后盛在碗中，稍微冷却后食用即可。

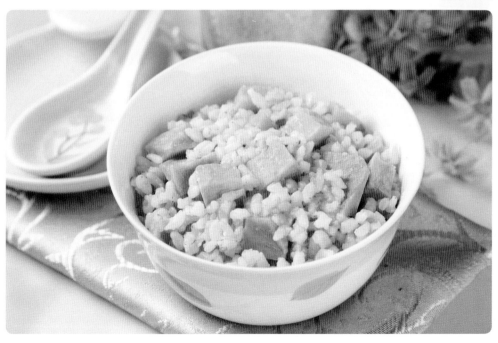

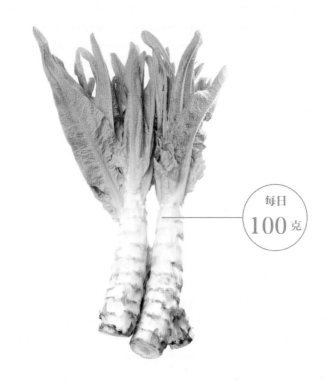

蔬菜

莴笋

每日
100克

【降压作用】

莴笋中所含钾离子是钠离子的数倍，这种高钾低钠的比例，有助于保持体内的水盐代谢平衡，具有强心、利尿、降血压等作用，非常适合高血压及心脑血管疾病患者食用。莴笋有增进食欲、刺激消化液分泌、促进胃肠蠕动等功能，具有促进利尿、降低血压、预防心律紊乱的作用。

【食用注意事项】

小便不通、尿血、水肿、糖尿病、肥胖、精神衰弱症、高血压、心律不齐、失眠等患者以及女性产后乳奶或乳汁不通者可经常食用莴笋，但多动症儿童及眼病、痛风、脾胃虚寒、腹泻便溏者不宜常食莴笋。

莴笋炒瘦肉

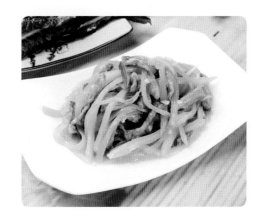

原料

莴笋 200 克，猪瘦肉 120 克，葱段、蒜末各少许

调料

盐 2 克，鸡粉、白胡椒粉各少许，料酒 3 毫升，水淀粉、食用油各适量

做法

1. 将去皮洗净的莴笋切丝；洗好的猪瘦肉切丝，加入少许盐，倒入生抽、白胡椒粉、水淀粉、食用油，拌匀腌渍。

2. 用油起锅，倒入腌渍好的肉丝，炒匀。

3. 撒上葱段、蒜末，炒香，倒入莴笋丝，炒透，加入少许盐、鸡粉、清水，炒匀。

4. 用水淀粉勾芡，炒至食材熟透即可。

黑芝麻拌莴笋丝

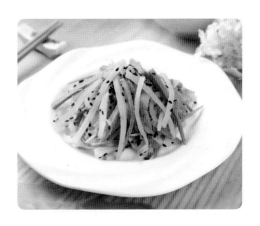

原料

去皮莴笋 200 克，去皮胡萝卜 80 克，黑芝麻 25 克

调料

盐 2 克，鸡粉 2 克，白糖 5 克，醋 10 毫升，芝麻油少许

做法

1. 洗好的莴笋切丝；洗净的胡萝卜切丝。

2. 锅中注水烧开，放入莴笋丝和胡萝卜丝，焯煮一会儿至断生；捞出焯好的莴笋和胡萝卜，装入碗中。

3. 碗中加入部分黑芝麻，放入盐、鸡粉、白糖、醋、芝麻油，拌匀。

4. 将拌好的菜肴装在盘中，撒上少许黑芝麻点缀即可。

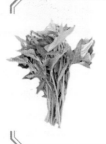

空心菜

可替换食材

空心菜富含钾、钙等元素，可有效降低血压。实验证明，空心菜的水浸出液能够降低胆固醇、三酰甘油，是减肥降脂的佳品。

空 心 菜 炒 鸭 肠

原料

空心菜梗 300 克，鸭肠 200 克，彩椒片少许

调料

盐 2 克，鸡粉 2 克，料酒 8 毫升，水淀粉 4 毫升，食用油适量

做法

1. 洗好的空心菜切成小段；处理干净的鸭肠切成小段。

2. 锅中注水烧开，倒入鸭肠略煮一会儿，去除杂质，捞出鸭肠，沥干水分，待用。

3. 热锅注油，倒入彩椒片，放入空心菜；注入适量清水，倒入焯过水的鸭肠。

4. 加入少许盐、鸡粉，淋入料酒、水淀粉翻炒片刻，至食材入味。

5. 关火后将炒好的菜肴盛出，装入盘中即可。

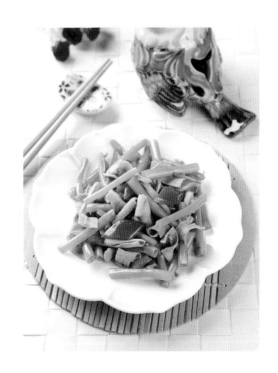

韭菜

可替换食材

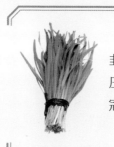

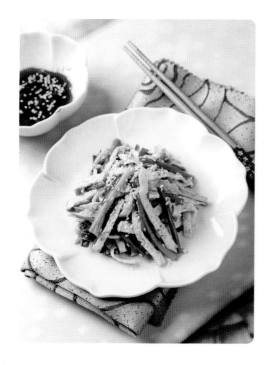

🍎 可替换原因

韭菜中的含硫化合物具有降低血脂、血压及扩张血管的作用，常食对高血压、冠心病、动脉硬化等病具有良好的效果。

蛋丝拌韭菜

原料

韭菜80克，鸡蛋1个，生姜15克，白芝麻、蒜末各适量

调料

白糖、鸡粉各1克，生抽、香醋、花椒油、芝麻油各5毫升，辣椒油10毫升，食用油适量

做法

1. 洗净的韭菜焯水后切段；洗净的生姜切成末；取一碗，打入鸡蛋，搅散；用油起锅，倒入蛋液，煎至两面微焦；将煎好的蛋皮切成丝，装碗待用。

2. 取一碗，倒入姜末、蒜末、生抽、白糖、鸡粉、香醋、花椒油、辣椒油、芝麻油，拌匀，制成酱汁。

3. 取一碗，倒入韭菜、蛋丝，拌匀；撒上少许白芝麻，淋上足量酱汁，拌匀。

4. 将拌好的菜肴摆在盘中，浇上剩余酱汁，撒上白芝麻即可。

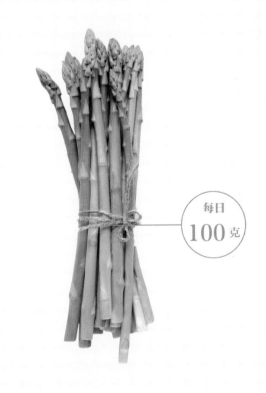

每日
100克

芦笋

主要营养成分　硒、钼、镁、锰、天门冬酰胺。

性味归经　性凉，味苦、甘。归肺经。

【降压作用】

经常食用芦笋，对心脏病、高血压、心律不齐、疲劳症、水肿、膀胱炎、排尿困难、胆结石、肝功能障碍和肥胖等病症有一定的疗效。芦笋可以使细胞生长正常化，具有防止癌细胞扩散的功能。夏季食用有清凉降火作用，能消暑止渴。

【食用注意事项】

高血压、高血脂、癌症、动脉硬化、体质虚弱、气血不足、营养不足、贫血、肥胖、习惯性便秘患者及肝功能不全、肾炎水肿、尿路结石者可经常食用，但芦笋中含嘌呤较多，所以痛风患者不宜食用。

芦 笋 炒 鸡 柳

原料

鸡胸肉 150 克, 芦笋 120 克, 西红柿 75 克

调料

盐 3 克, 鸡粉 2 克, 水淀粉、食用油各
适量

做法

1. 洗净去皮的芦笋切条; 洗好的鸡胸
肉切成鸡柳; 洗净的西红柿切小瓣, 去瓤。

2. 把鸡柳装入碗中, 加入少许盐、鸡粉、
水淀粉, 拌匀, 腌渍入味。

3. 锅中注水烧开, 倒入芦笋条, 加入
少许食用油、盐, 拌匀, 煮约 1 分钟;
捞出待用。

4. 用油起锅, 倒入鸡柳, 炒至变色。

5. 倒入芦笋条、西红柿, 炒匀; 转小火,
加入少许盐、鸡粉, 炒匀。

6. 倒入水淀粉, 炒匀即成。

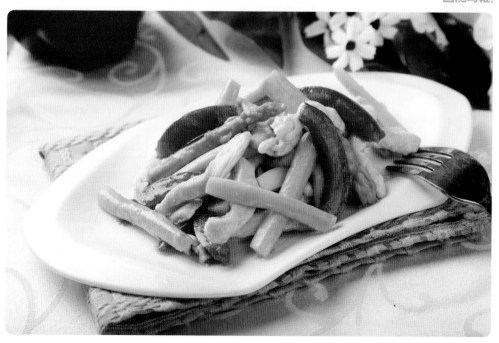

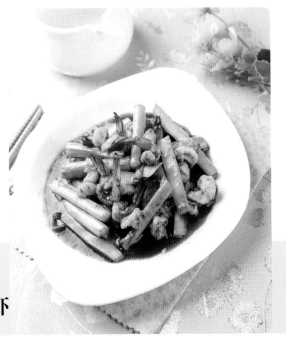

芦笋沙茶酱辣炒虾

原料

芦笋 150 克，虾仁 150 克，蛤蜊肉 50 克，白葡萄酒 100 毫升，姜片、葱段各少许

调料

沙茶酱 10 克，泰式甜辣酱 4 克，鸡粉 2 克，生抽 5 毫升，水淀粉 5 毫升，食用油适量

降压作用 | 高血压患者经常食用芦笋有助于调节机体代谢、增强免疫力、清热解毒。

做法

1. 洗净的芦笋切成小段；处理干净的虾仁去除虾线，备用。

2. 锅中注水烧开，倒入芦笋，煮至断生后捞出，沥干水分，待用。

3. 将处理好的蛤蜊肉倒入沸水中，略煮一会儿，捞出待用。

4. 热锅注油，放入姜片、葱段，爆香；加入适量沙茶酱、泰式甜辣酱，翻炒均匀。

5. 倒入虾仁，淋入白葡萄酒，炒匀；倒入芦笋、蛤蜊肉，快速翻炒匀；加入少许鸡粉、生抽、水淀粉，快速翻炒均匀，至食材入味。

6. 关火后将炒好的食材盛入盘中即可。

芦笋金针菇

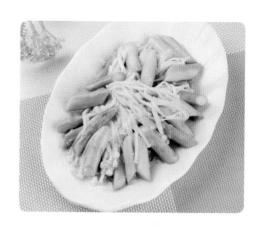

原料

芦笋 100 克，金针菇 100 克，姜片、蒜末、葱段各少许

调料

盐 2 克，鸡粉少许，料酒 4 毫升，水淀粉、食用油各适量

做法

1. 将洗净的金针菇切去根部；洗净去皮的芦笋用斜刀切成段。

2. 锅中注入约 600 毫升清水烧开，倒入芦笋段，搅拌匀，煮约半分钟至其断生，捞出待用。

3. 用油起锅，放入姜片、蒜末、葱段，用大火爆香；倒入金针菇，翻炒片刻至其变软；放入芦笋段、料酒，炒香、炒透。

4. 转小火，加入盐、鸡粉，炒匀；再倒入少许水淀粉，炒匀即成。

芦笋鲜蘑菇炒肉丝

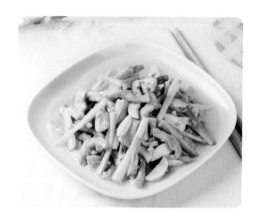

原料

芦笋 75 克，口蘑 60 克，猪肉 110 克，蒜末少许

调料

盐 2 克，鸡粉 2 克，料酒 5 毫升，水淀粉、食用油各适量

做法

1. 洗净的口蘑切条形；洗好的芦笋切条形；洗净的猪肉切丝，加入少许盐、鸡粉、水淀粉、食用油，拌匀腌渍。

2. 锅中注水烧开，加盐、食用油、口蘑、芦笋，拌匀，煮至断生，捞出待用。

3. 热锅注油烧热，倒入肉丝快速搅散，滑油至变色，捞出肉丝，备用。

4. 锅底留油烧热，倒入蒜末炒香；倒入焯过水的食材，放入猪肉丝，加入料酒、盐、鸡粉、水淀粉，炒匀即可。

竹笋

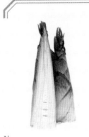

竹笋是低糖、低脂肪、低淀粉、多纤维食物，含有人体必需的8种氨基酸。研究发现，常吃竹笋对治疗高血压有一定的好处。

竹笋炒鸡丝

原料

竹笋170克，鸡胸肉230克，彩椒35克，姜末、蒜末各少许

调料

盐2克，鸡粉2克，料酒3毫升，水淀粉、食用油各适量

做法

1. 洗净的竹笋、彩椒切丝；洗净的鸡胸肉切丝，加入少许盐、鸡粉、水淀粉、食用油，腌渍约10分钟。

2. 锅中注水烧开，放入竹笋丝，拌匀；加入少许盐、鸡粉，焯煮约半分钟，捞出待用。

3. 热锅注油，倒入姜末、蒜末，爆香；倒入鸡胸肉，炒匀；淋入料酒炒香，倒入彩椒丝、竹笋丝，炒匀。

4. 加入适量盐、鸡粉、水淀粉炒入味即可。

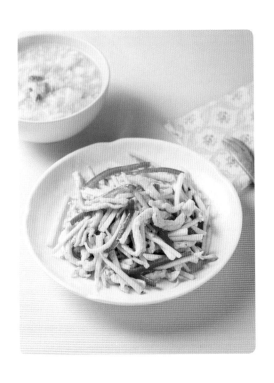

鹿茸竹笋烧虾仁

原料

虾仁 150 克，竹笋 200 克，鹿茸 5 克，
鸡汤 200 毫升，花椒少许

调料

料酒 8 毫升，鸡粉 2 克，盐 2 克，食用
油适量

> **降压作用** 虾仁和竹笋一起食用，有较好的降血压功效，还能化瘀解毒、益气养阳、通络止痛。

做法

1. 处理好的竹笋切片；处理好的虾仁去除虾线。
2. 锅中注入适量的清水烧开，倒入笋片，焯煮去杂质后将竹笋捞出，沥干水分。
3. 热锅中注油，倒入花椒、笋片、虾仁、鹿茸，淋入少许料酒，翻炒去腥。
4. 倒入适量鸡汤，加入盐、鸡粉，翻炒均匀。
5. 盖上锅盖，大火焖 20 分钟至食材入味；揭开锅盖，倒入水淀粉，翻炒均匀。
6. 关火，将炒好的菜盛出即可。

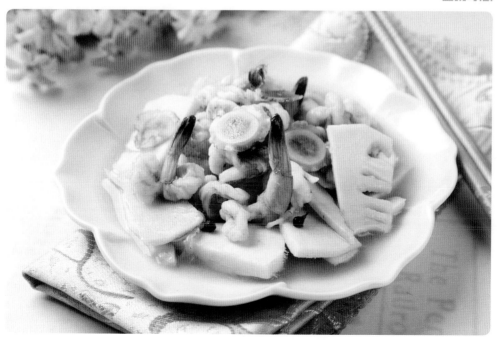

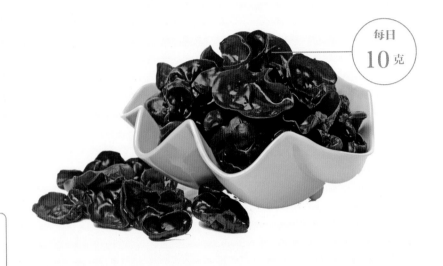

每日
10克

菌菇

黑木耳

主要营养成分

性味归经

性平，味甘。归胃、大肠经。

钙、钾、磷、铁、胡萝卜素、维生素 B_1。

【降压作用】

黑木耳具有补气血、滋阴、补肾、活血、通便等功效，对便秘、痔疮、胆结石、肾结石、膀胱结石及心脑血管疾病等有食疗作用。黑木耳含丰富的钾，是优质的高钾食物，可有效降低血压，防止血液凝固，有助于减少动脉硬化、冠心病等疾病的发生，是心脑血管疾病患者的优选食物。

【食用注意事项】

黑木耳的营养价值很高，对于许多病症都有很好的食疗功效，一般人皆可食用黑木耳，尤其适合脑血栓、冠心病、癌症、结石、肥胖等症患者食用。黑木耳较难消化，并具有一定的滑肠作用，故脾虚消化不良或大便稀烂者慎食。

鸡 蛋木耳粥

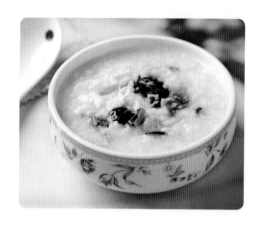

原料

蛋液40克,大米200克,水发木耳10克,菠菜15克

调料

盐2克,鸡粉2克

做法

1. 锅中注入适量清水,用大火烧开;倒入洗好的菠菜,略煮片刻至其变软;将菠菜捞出,沥干水分,放凉,切段。
2. 蛋液倒入碗中,搅散、调匀,制成蛋液,备用。

3. 砂锅中注入清水,用大火烧开,倒入洗净的大米,烧开后转小火煮40分钟。
4. 揭开锅盖,倒入洗好的木耳,续煮一会儿;加入少许盐、鸡粉,搅匀调味;放入菠菜,倒入蛋液,搅拌均匀即可。

木 耳枸杞蒸蛋

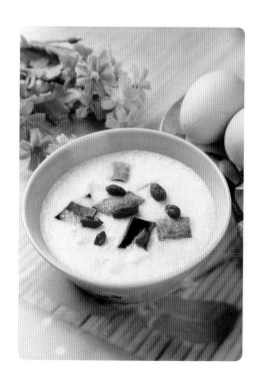

原料

鸡蛋2个,木耳1朵,水发枸杞子少许

调料

盐2克

做法

1. 洗净的木耳切粗条,改切成块。
2. 取一碗,打入鸡蛋,加入盐,搅散;倒入适量温水,加入木耳,拌匀。
3. 蒸锅注水烧开,放上碗,盖上锅盖,中火蒸10分钟至熟。
4. 揭开锅盖,关火后取出蒸好的鸡蛋,放上枸杞子即可。

银耳

可替换原因

银耳富含维生素 D，能防止钙的流失，对防治高血压大有益处。因其富含硒等微量元素，故还可以增强机体抗肿瘤的能力。

红 薯莲子银耳汤

原料

红薯 130 克，水发莲子 150 克，水发银耳 200 克

调料

白糖适量

做法

1. 将洗好的银耳切去根部，撕成小朵；去皮洗净的红薯切丁。

2. 砂锅中注水烧开，倒入洗净的莲子，放入切好的银耳，盖上锅盖，烧开后改小火煮约 30 分钟，至食材变软。

3. 揭开锅盖，倒入红薯丁，拌匀；再盖上锅盖，用小火续煮约 15 分钟，至食材熟透。

4. 揭开锅盖，加入少许白糖，拌匀，转中火，煮至溶化即可。

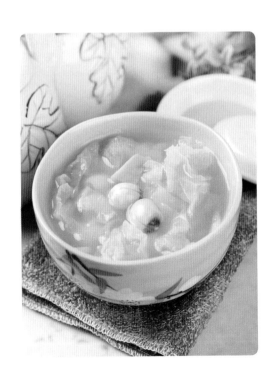

木瓜银耳汤

原料

木瓜 200 克，枸杞子 30 克，水发莲子 65 克，水发银耳 95 克，

调料

冰糖 40 克

降压作用 | 木瓜能帮助机体修复组织，消除有毒物质，增强人体免疫力，搭配银耳、莲子和枸杞子，有降压作用。

做法

1. 洗净的木瓜切块，待用。
2. 砂锅注水烧开，倒入切好的木瓜，放入洗净泡好的银耳。
3. 加入洗净泡好的莲子，搅匀。
4. 盖上锅盖，用大火煮开后转小火续煮 30 分钟至食材变软。
5. 揭开锅盖，倒入枸杞子，放入冰糖，搅拌均匀。
6. 盖上锅盖，续煮 10 分钟至食材熟软入味即可。

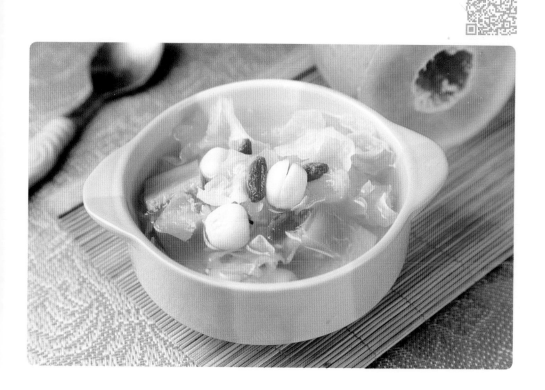

菌菇

香菇

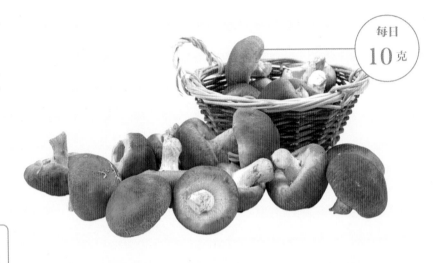

每日
10克

主要营养成分 钙、磷、铁、维生素、香菇多糖。

性味归经 性平，味甘。归胃、肾、肝经。

【降压作用】

香菇的维生素C含量高，能软化血管，有效降低血压，还能促进人体新陈代谢，提高机体免疫力。香菇含有人体必需的8种氨基酸并且含量较高，对高血压患者大有益处。香菇具有化痰理气、益胃和中、透疹解毒之功效，对食欲不振、身体虚弱、小便失禁、大便秘结、形体肥胖等病症有食疗功效。

【食用注意事项】

肝硬化、高血压、糖尿病、癌症、肾炎、气虚、贫血、佝偻病患者宜经常食用香菇，但是慢性虚寒性胃炎患者不宜食用。此外，发好的香菇要放在冰箱里冷藏才不会损失营养。

香菇螺片粥

原料

上海青 180 克，水发大米 250 克，香菇 20 克，水发螺片 80 克

调料

盐 2 克，鸡粉 2 克

降压作用　香菇含有蛋白质、B 族维生素、叶酸、膳食纤维、铁、钾等营养成分，具有增强免疫力、降压降脂、保护肝脏、帮助消化等功效。

做法

1. 洗好的上海青切碎；洗净的螺片用斜刀切成片，备用。

2. 洗好的香菇去蒂，切成条，待用。

3. 砂锅中注入适量清水，用大火烧热，倒入备好的大米、螺片、香菇。

4. 盖上锅盖，煮开后转中火煮 30 分钟。

5. 揭开锅盖，倒入上海青，续煮 5 分钟，加入少许盐、鸡粉，搅匀调味。

6. 关火后将煮好的粥盛入碗中即可。

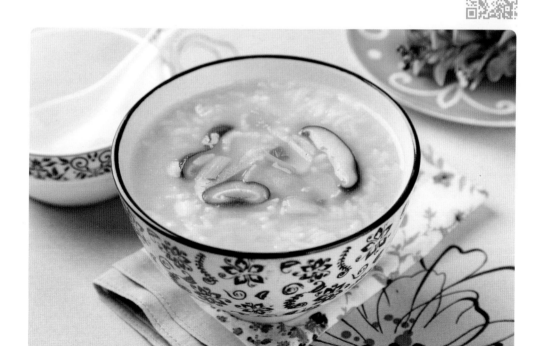

栗焖香菇

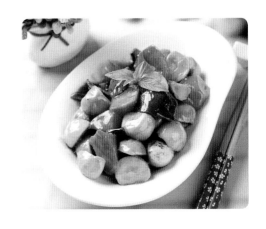

原料

去皮板栗 200 克，鲜香菇 40 克，去皮
胡萝卜 50 克

调料

盐、鸡粉、白糖各 1 克，生抽、料酒、
水淀粉各 5 毫升，食用油适量

做法

1. 洗净的板栗对半切开；洗好的香菇
切十字刀，成小块状；洗净的胡萝卜切
滚刀块。

2. 用油起锅，倒入切好的板栗、香菇、
胡萝卜，翻炒均匀；加入生抽、料酒、炒匀。

3. 注入 200 毫升左右的清水，加入盐、
鸡粉、白糖，充分拌匀。

4. 盖上锅盖，用大火煮开后转小火焖
15 分钟使其入味；揭开锅盖，用水淀粉
勾芡；关火后盛出菜肴，装盘即可。

鲜香菇大米粥

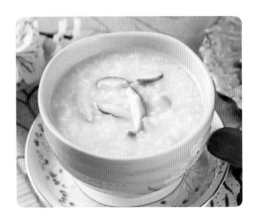

原料

水发大米 100 克，鲜香菇 50 克

调料

盐 2 克，芝麻油少许

做法

1. 将洗净的香菇切粗丝。

2. 砂锅中注水烧开，淋入少许芝麻油，
倒入洗净的大米，放入切好的香菇，搅
拌匀。

3. 盖上锅盖，烧开后用小火煮约 40 分
钟至食材熟透。

4. 揭开锅盖，撒上少许盐，搅拌匀，
用中火略煮，关火后盛出即成。

草菇

可替换食材

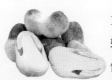

草菇的维生素 C 含量高，营养丰富，能软化血管，有效降低血压，还能促进人体新陈代谢，提高机体免疫力，增强人体抗病能力。

草菇扒芥菜

原料

芥菜 300 克，草菇 200 克，胡萝卜片 30 克，蒜片少许

调料

盐 2 克，鸡粉 1 克，生抽 5 毫升，水淀粉、芝麻油、食用油各适量

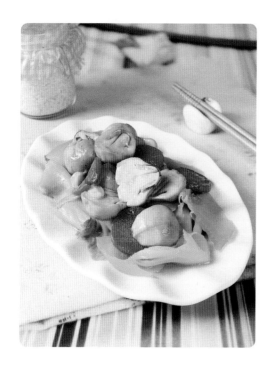

做法

1. 洗净的草菇切十字花刀，第二刀切开；洗好的芥菜切去菜叶，将菜梗部分切块。

2. 沸水锅中倒入切好的草菇，焯煮至断生；捞出装盘，待用。

3. 再往锅中倒入切好的芥菜，加入盐、食用油，拌匀，焯煮一会儿至断生；捞出装盘，待用。

4. 起锅注油，倒入蒜片，爆香；放入胡萝卜片，炒香；加入生抽，炒匀；注入少许清水，倒入草菇，炒匀；加入盐、鸡粉，炒匀，

5. 盖上锅盖，用中火焖 5 分钟至入味，放水淀粉、芝麻油，炒匀至收汁，关火后，盛出菜肴放在芥菜上即可。

草菇花菜炒肉丝

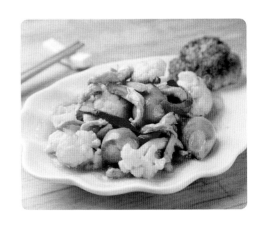

原料

草菇70克，彩椒20克，花菜180克，猪瘦肉240克，姜片、蒜末、葱段各少许

调料

盐3克，生抽4毫升，料酒8毫升，蚝油、水淀粉、食用油各适量

做法

1. 洗好的草菇切开；洗净的彩椒切丝；洗好的花菜切小朵；洗净的猪瘦肉切丝，加料酒、盐、水淀粉、食用油，拌匀。
2. 锅中注水烧开，加少许食用油、盐、料酒，倒入草菇、花菜、彩椒焯水，捞出。
3. 用油起锅，倒入肉丝，炒至变色；放入姜片、蒜末、葱段，炒出香味；倒入焯过水的食材，炒透。
4. 加盐、生抽、料酒、蚝油、水淀粉，炒匀即可。

草菇烩芦笋

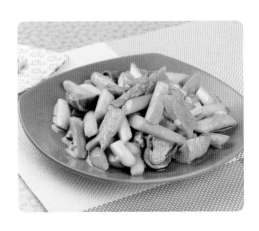

原料

芦笋170克，草菇85克，胡萝卜片、姜片、蒜末、葱白各少许

调料

盐2克，鸡粉2克，料酒3毫升，水淀粉、食用油各适量

做法

1. 把洗好的草菇切成小块；洗净去皮的芦笋切成段。
2. 锅中注水烧开，放入少许盐、食用油，倒入草菇、芦笋段焯水后捞出，待用。
3. 用油起锅，放入胡萝卜片、姜片、蒜末、葱白，用大火爆香；倒入焯好的食材，淋入料酒，炒匀。
4. 加盐、鸡粉、水淀粉炒匀即成。

可替换食材

平菇

🍎 可替换原因

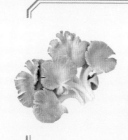

平菇中含有粗纤维、半粗纤维和木质素，可保持肠内水分平衡，还可吸收余下的胆固醇、糖分，将其排出体外，对预防便秘、高血压、动脉硬化都十分有利。

杂菇小米粥

原料

平菇 50 克，香菇（干）20 克，小米 80 克

调料

盐、鸡粉各 2 克，食用油 5 毫升

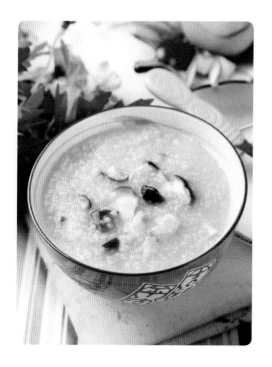

做法

1. 砂锅中注水烧开，倒入泡好的小米，加入食用油，拌匀。

2. 盖上锅盖，用大火煮开后转小火续煮 30 分钟至小米熟软；揭开锅盖，倒入洗净切好的平菇和香菇，拌匀。

3. 盖上锅盖，用大火煮开后转小火续煮 10 分钟至食材入味。

4. 揭开锅盖，加入盐、鸡粉，拌匀；关火后盛出煮好的粥，装碗即可。

肉类

牛肉

主要营养成分　性味归经

性平，味甘。归脾、胃经。

蛋白质、脂肪、维生素、钙、磷、铁。

【降压作用】

牛肉补脾胃、益气血、强筋骨，对虚损羸瘦、消渴、脾弱不运、癖积、水肿、腰膝酸软、久病体虚、面色萎黄、头晕目眩等病症有食疗作用。牛肉中蛋白质所含的氨基酸组成比猪肉更接近人体需要，能提高机体抗病能力，且脂肪和胆固醇含量比猪肉低，因此，高血压患者适量食用牛肉有益健康。

【食用注意事项】

一般人皆可食用牛肉，尤其是高血压、冠心病、血管硬化和糖尿病患者以及老年人、儿童、身体虚弱者可经常食用，但内热、肝病及肾病患者需慎食。牛肉为"发物"，患湿疹等皮肤病患者不宜食用。

冬 菜 蒸 牛 肉

原料

牛肉 130 克, 冬菜 30 克, 洋葱末 40 克, 姜末 5 克, 葱花 3 克

调料

胡椒粉 3 克, 蚝油 5 克, 水淀粉 10 毫升, 芝麻油少许

降压作用 | 牛肉有"肉中骄子"的美称, 味道鲜美, 具有益气、补脾胃、强筋壮骨等作用, 非常适合高血压患者食用。

做法

1. 将洗净的牛肉切片, 放入蚝油、胡椒粉、姜末、冬菜。

2. 加入洋葱末、水淀粉、芝麻油, 拌匀腌渍一会儿, 再转到蒸盘中, 摆好造型。

3. 备好电蒸锅, 烧开水后放入蒸盘。

4. 盖上锅盖, 蒸约 15 分钟至食材熟透。

5. 断电后揭开锅盖, 取出蒸盘, 趁热撒上葱花即可。

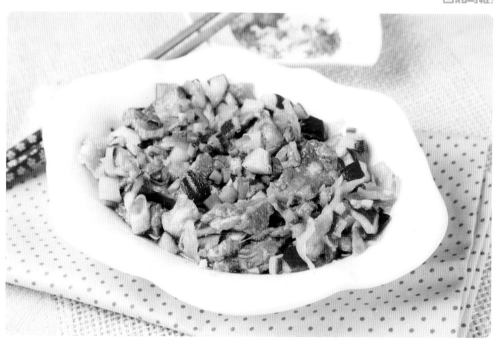

蒜香茶树菇蒸牛肉

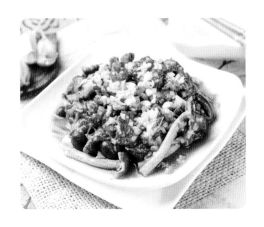

原料

牛肉 150 克，茶树菇 150 克，蒜蓉 18 克，
姜蓉 8 克，葱花 3 克

调料

盐、胡椒粉各 2 克，干淀粉 8 克，生抽
7 毫升，料酒 8 毫升，食用油适量

做法

1. 将洗净的茶树菇切段，撒上盐腌渍；
洗好的牛肉切片，放入料酒、姜蓉、生抽、
胡椒粉、盐、食用油、干淀粉，拌匀腌渍。
2. 取备好的蒸盘，铺上腌渍好的牛肉，
撒上蒜蓉，摆放整齐。

3. 备好电蒸锅，烧开水后放入蒸盘，
盖上锅盖，蒸约 15 分钟至食材熟透。
4. 断电后揭开锅盖，取出蒸盘，趁热
撒上葱花即可。

牛肉萝卜汤

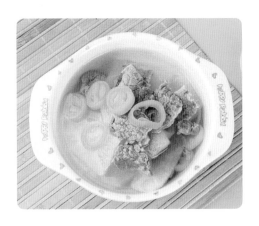

原料

牛肉 40 克，大葱 30 克，白萝卜 150 克

调料

盐 2 克

做法

1. 洗净去皮的白萝卜切成片；洗净的
牛肉切成片；洗好的大葱切成葱圈。
2. 锅中注入清水，大火烧开；倒入牛
肉片，焯煮去杂质，捞出待用。

3. 锅中注水烧开，倒入牛肉片、白萝
卜片，搅拌匀，大火煮 10 分钟至食材熟。
4. 倒入大葱圈，再放入盐，搅拌片刻，
煮至食材入味，盛出装入碗中即可。

鸽肉

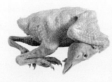

鸽肉属高蛋白、低脂肪、低热量食物，对降低血压、血脂有一定的疗效，同时，鸽肉还能促进血液循环，预防动脉粥样硬化、脑卒中、冠心病等。

陈皮银耳炖乳鸽

原料

乳鸽 600 克，水发银耳 5 克，水发陈皮 2 克，高汤 300 毫升，姜片、葱段各少许

调料

盐 3 克，鸡粉 2 克，料酒适量

做法

1. 锅中注水烧开，倒入处理好的乳鸽焯水，捞出，放入炖盅里。

2. 加入备好的姜片、葱段、银耳、陈皮，倒入高汤，加入盐、鸡粉、料酒，盖上锅盖，待用。

3. 蒸锅中注水烧开，放入炖盅，盖上锅盖，炖 2 小时至食材熟透。

4. 取出炖盅，揭开锅盖，待稍微放凉即可。

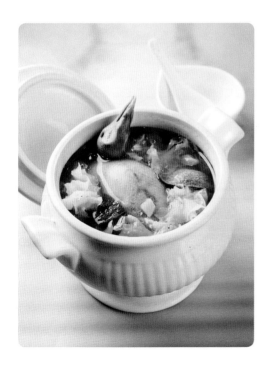

乌鸡

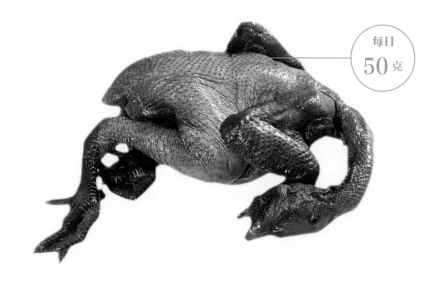

每日
50克

主要营养成分 蛋白质、B族维生素、氨基酸。

性味归经 性平，味甘。归肝、肾经。

【降压作用】

乌鸡在营养学上的最大特点是皮、肉、骨头、血和蛋都含有DHA（二十二碳六烯酸）、EPA（二十碳五烯酸）和维生素，因此，对于抑制和改善高血压症状有很好的作用。乌鸡具有滋阴、补肾、养血、填精、益肝、退热、补虚作用，能调节人体免疫功能，抗衰老。乌鸡体内的黑色物质含铁、铜元素较高，对于病后、产后贫血者具有补血、促进康复的食疗作用。

【食用注意事项】

乌鸡的营养价值很高，对于很多病症都有良好的食疗功效，一般人皆可食用乌鸡，尤其是体虚血亏、肝肾不足、脾胃不健者可经常食用，但感冒发热、咳嗽多痰、湿热内蕴、腹胀、急性菌痢、肠炎、皮肤疾病者不宜多食。

四物乌鸡汤

原料

乌鸡肉 200 克，红枣 8 克，熟地、当归、白芍、川芎各 5 克

调料

盐、鸡粉各 2 克，料酒少许

> **降压作用** 乌鸡搭配补血的红枣，具有增强免疫力、益肾养阴、强筋健骨等功效，非常适合高血压患者食用。

做法

1. 沸水锅中倒入斩好的乌鸡肉，淋入料酒，略煮一会儿，焯去血水，撇去浮沫。
2. 捞出焯煮好的乌鸡肉，装盘待用。
3. 砂锅中注入适量清水，倒入熟地、当归、白芍、川芎、红枣。
4. 放入焯过水的乌鸡肉，拌匀。
5. 盖上锅盖，用大火煮开后转小火续煮 1 小时至食材熟透。
6. 揭开锅盖，加入盐、鸡粉，拌匀；关火后盛出煮好的汤料，装入碗中即可。

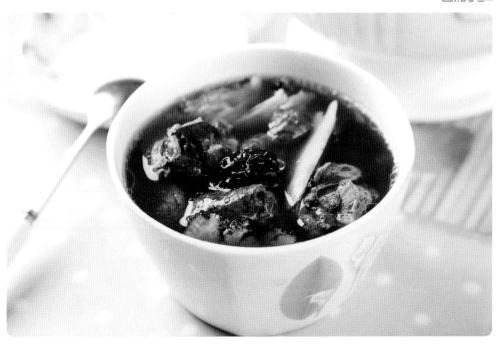

鹿茸炖乌鸡

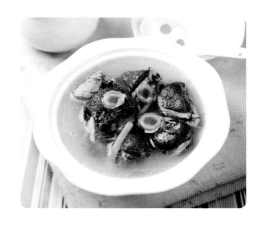

原料

乌鸡500克，鹿茸5克，姜片、葱段各少许

调料

盐3克，料酒9毫升

做法

1. 锅中注入适量的清水烧开，倒入乌鸡块，淋入少许料酒，搅匀，焯去血水杂质；捞出待用。

2. 砂锅注入适量清水大火烧热，倒入乌鸡块、姜片、葱段、鹿茸，淋入料酒。

3. 盖上锅盖，烧开后转小火煮1小时至熟软；揭开锅盖，加入少许盐，搅拌片刻，使食材入味。

4. 关火，将煮好的鸡汤盛出装入碗中即可。

桑葚乌鸡汤

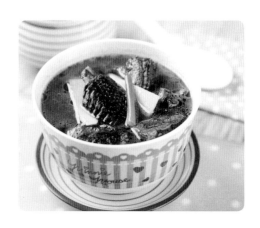

原料

乌鸡400克，竹笋80克，桑葚8克，姜片、葱段各少许

调料

料酒7毫升，盐2克，鸡粉2克

做法

1. 洗好去皮的竹笋切片，焯水，捞出；乌鸡块焯水，捞出待用。

2. 砂锅中注水烧开，倒入姜片、葱段、桑葚，放入乌鸡块、笋片，淋入少许料酒，搅拌均匀。

3. 盖上锅盖，烧开后用小火煮约90分钟至食材熟软。

4. 揭开锅盖，加入少许盐、鸡粉搅拌均匀，至食材入味；关火后将炖煮好的汤料盛出，装入碗中即可。

鹌鹑

可替换食材

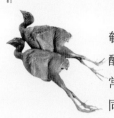

🍎 可替换原因

鹌鹑是典型的高蛋白、低脂肪、低胆固醇食物，且鹌鹑中含有维生素 P 等成分，常食有防治高血压及动脉硬化之功效，同时还能有效降低血脂。

茸 杞红枣鹌鹑汤

原料

鹌鹑 250 克，鹿茸 15 克，红枣 30 克，枸杞子、姜片各少许，高汤适量

调料

盐 2 克

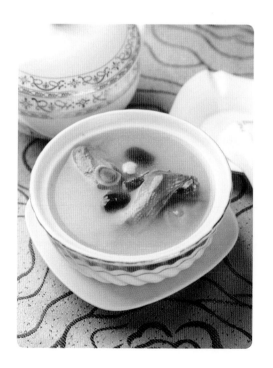

做法

1. 锅中注水烧开，放入处理好的鹌鹑，搅拌片刻，焯去血水；捞出，过一下凉水，备用。

2. 砂锅中倒入高汤，放入鹌鹑，放入红枣、鹿茸、姜片、枸杞子，搅拌一会儿。

3. 盖上锅盖，用大火煮 15 分钟，转中火煮约 3 小时至食材熟软。

4. 揭开锅盖，加入少许盐，搅拌均匀至食材入味，盛出即可。

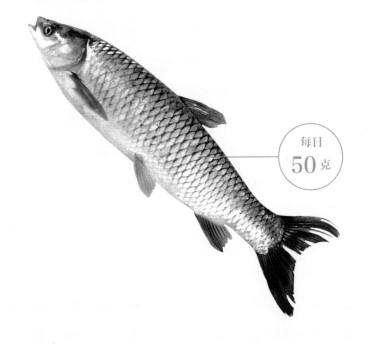

水产

草鱼

每日 **50** 克

主要营养成分 | 性味归经
蛋白质、不饱和脂肪酸、钙、磷、铁、维生素。 | 性温，味甘。归肝、胃经。

【降压作用】

草鱼具有暖胃、平肝、祛风、活痹、截疟、降压、祛痰及轻度镇咳等功能，是温中补虚的养生食品。草鱼含有丰富的不饱和脂肪酸，对降低血压、加速血液循环有很好的食疗效果，同时还能预防冠心病、动脉硬化、脑卒中等病的发生，是心脑血管病患者的良好食物。

【食用注意事项】

一般人均可食用，尤其适合虚劳、风虚头痛、肝阳上亢型高血压患者食用。此外，冠心病、高血脂、糖尿病、脑卒中、小儿发育不良、水肿、肺结核、产后乳少等患者均可经常食用草鱼。

清蒸草鱼段

原料

草鱼肉 370 克，姜丝、葱丝、彩椒丝各少许

调料

蒸鱼豉油少许

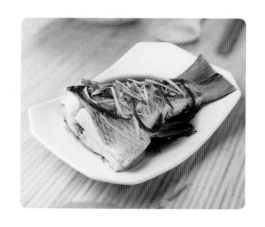

做法

1. 洗净的草鱼肉由背部切一刀，放在蒸盘中，待用。
2. 蒸锅上火烧开，放入蒸盘。
3. 盖上锅盖，用中火蒸约 15 分钟。
4. 揭开锅盖，取出蒸盘，撒上姜丝、葱丝、彩椒丝，淋上蒸鱼豉油即可。

菊花草鱼

原料

草鱼 900 克，西红柿 100 克

调料

盐 2 克，白糖 2 克，生粉 5 克，水淀粉 5 毫升，料酒 4 毫升，番茄酱、食用油各适量

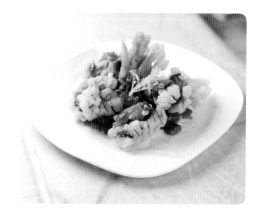

做法

1. 洗净的西红柿切成丁；处理好的草鱼用平刀切开，去骨取肉，切一字刀。
2. 把鱼肉切成大段，与原刀口垂直切一字刀，加入少许盐、料酒、生粉，拌匀腌渍。
3. 用油起锅烧热，放入鱼肉炸至金黄色，捞出，装盘待用。
4. 起锅注油烧热，放入西红柿、番茄酱，炒至出汁；加水、盐、白糖、水淀粉拌匀，制成酱汁，浇在炸好的鱼肉上即可。

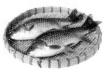

鲫鱼

可
替
换
食
材

🍎 可替换原因

鲫鱼中所含的蛋白质质优，且种类齐全，可有效防治高血压、动脉硬化，降低胆固醇和血液的黏稠度，预防心脑血管疾病。

银丝鲫鱼

原料

鲫鱼 800 克，去皮白萝卜 200 克，红彩椒 20 克，姜丝、葱段、香菜各少许

调料

盐 3 克，鸡粉、胡椒粉各 1 克，料酒 15 毫升，食用油适量

做法

1. 洗净的白萝卜切丝；洗好的红彩椒切丝；鲫鱼划一字花刀，撒入少许盐，淋上料酒，腌渍 10 分钟。

2. 热锅注油，放入腌好的鲫鱼，稍煎 1 分钟至两面微黄；倒入姜丝，加入料酒，注入适量清水，倒入白萝卜丝，拌匀。

3. 盖上锅盖，用大火煮开后转小火续煮 10 分钟至熟软入味；揭开锅盖，加入红彩椒丝，放入盐、鸡粉、胡椒粉，拌匀；倒入葱段，拌匀。

4. 关火后盛出煮好的鲫鱼和汤水，装在香锅中，放上香菜点缀即可。

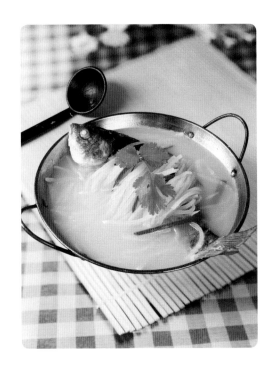

香芋煮鲫鱼

原料

鲫鱼 400 克，芋头 80 克，鸡蛋液 45 克，枸杞子 12 克，姜丝、蒜末各少许

调料

盐 2 克，白糖少许，食用油适量

| 降压作用 | 香芋具有益脾胃、调中气、化痰散结等功效，搭配鲫鱼一起食用，可以有效控制血压。 |

做法

1. 去皮洗净的芋头切丝；处理干净的鲫鱼切一字花刀，撒少许盐，抹匀，腌渍。

2. 热锅注油，烧至五成热，倒入芋头丝，用中小火炸出香味，捞出。

3. 用油起锅，放入鱼，炸至两面断生后捞出，沥干油，待用。

4. 锅留底油烧热，撒上姜丝，爆香，注水，放入鲫鱼煮沸，盖上锅盖，用中火煮约 6 分钟。

5. 揭开锅盖，倒入芋头丝，撒上蒜末，倒入枸杞子搅匀，再放入鸡蛋液，煮成型。

6. 加盐、白糖，煮约 2 分钟即可。

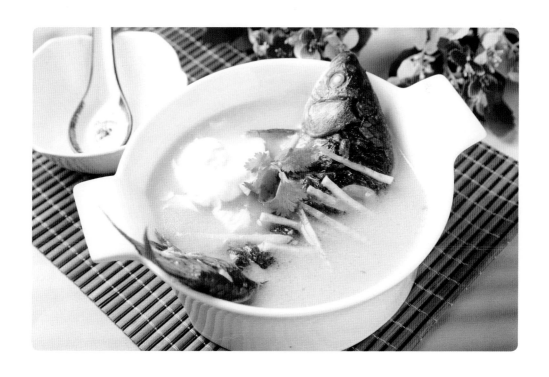

海蜇

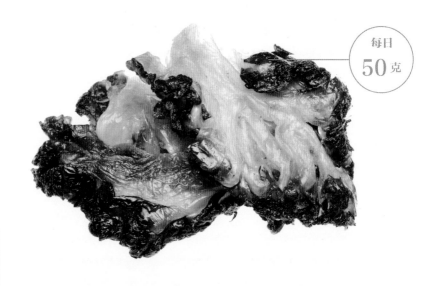

每日
50克

性味归经

性平，味咸。归肝、肾经。

主要营养成分

蛋白质、维生素、钙、磷、铁、碘、胆碱。

【降压作用】

海蜇含有一种类似于乙酰胆碱的物质，能扩张血管，减弱心肌收缩力，有效降低血压。海蜇的降压效果比较明显，常食还能预防多种心脑血管疾病。海蜇具有清热解毒、化痰软坚、降压消肿等功效。此外，海蜇还能防止动脉粥样硬化，预防肿瘤的发生，抑制癌细胞的生长。

【食用注意事项】

多痰、哮喘、头风、风湿性关节炎、高血压、溃疡、烦热口渴、大便燥结、皮肤干燥、甲状腺肿瘤等患者可经常食用海蜇，但肝性脑病、急性肝炎、肾衰竭、甲状腺功能亢进、慢性肠炎等患者不宜食用海蜇。

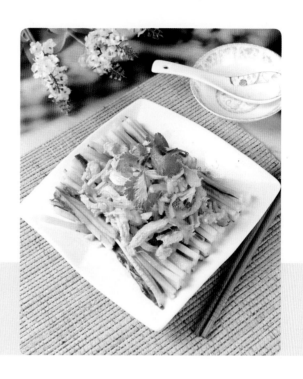

海 蜇黄瓜拌鸡丝

原料

黄瓜 180 克，海蜇丝 220 克，熟鸡肉 110 克，蒜末、香菜各少许

调料

葡萄籽油 5 毫升，盐、鸡粉、白糖各 1 克，陈醋、生抽各 5 毫升

降压作用 | 高血压患者常吃海蜇能扩张血管，减弱心肌收缩力，有效降低血压。

做法

1. 洗净的黄瓜切片，改切成丝，摆盘整齐；熟鸡肉撕成丝。

2. 热水锅中倒入洗净的海蜇，焯煮一会儿去除杂质，捞出待用。

3. 取一碗，倒入焯好的海蜇，放入鸡肉丝，倒入蒜末。

4. 加入盐、鸡粉、白糖、陈醋、葡萄籽油，将食材充分拌匀。

5. 往黄瓜丝上淋入生抽。

6. 将拌好的鸡丝海蜇倒在黄瓜丝上，放上香菜点缀即可。

海虾

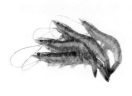

海虾中含有丰富的镁，对心脏活动具有重要的调节作用，能保护心血管系统，减少血液中胆固醇含量，防止动脉硬化，扩张冠状动脉，有利于预防高血压。

胡萝卜玉米虾仁沙拉

原料

胡萝卜 200 克，鲜玉米粒 100 克，洋葱 130 克，虾仁 80 克，熟红腰豆 70 克

调料

橄榄油适量，盐 2 克，鸡粉 2 克，蒸鱼豉油 4 毫升

做法

1. 将洗净去皮的胡萝卜切丁；洋葱切小块；将虾背切开，去除虾线。

2. 锅中注入清水烧开，放盐，加适量橄榄油，倒入胡萝卜，煮约半分钟。

3. 加入玉米粒，拌匀，煮沸；再放入洋葱、虾仁，煮约 2 分钟至熟；把煮好的食材捞出，沥干水分。

4. 将食材装入碗中，放盐、鸡粉、蒸鱼豉油、橄榄油，拌匀，装盘，放上熟红腰豆即可。

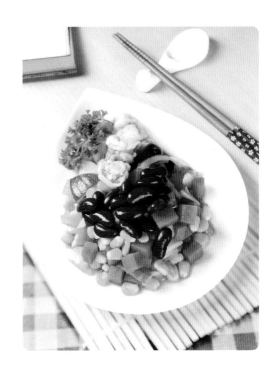

美 极 什 锦 虾

原料

基围虾 400 克，口蘑 10 克，香菇 10 克，青椒 10 克，洋葱 15 克，红彩椒 15 克，黄彩椒 20 克

调料

盐 2 克，鸡粉 3 克，料酒 5 毫升，酱油 10 毫升，白胡椒粉 5 克，食用油适量

降压作用 高血压患者常吃基围虾能很好地保护心血管系统，可减少血液中胆固醇含量，防止动脉硬化。

做法

1. 基围虾切去头部，沿背部划一刀；洗净的红彩椒、黄彩椒、青椒、洋葱、香菇、口蘑切丁。

2. 碗中倒入酱油、盐、鸡粉、料酒、白胡椒粉、清水，制成调味汁。

3. 热锅注油烧热，放入基围虾炸两次，捞出装盘。

4. 用油起锅，放入洋葱爆香；倒入香菇、口蘑、青椒、红彩椒、黄彩椒，炒熟。

5. 放入基围虾，炒匀；倒入调好的调味汁，翻炒约 1 分钟至入味即可。

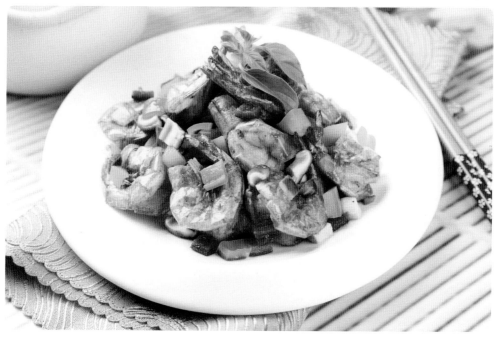

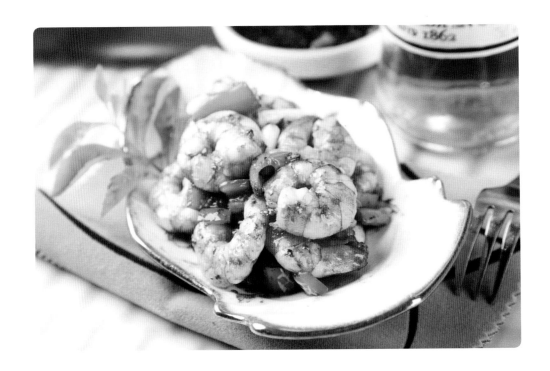

酱 爆虾仁

原料

虾仁 200 克，青椒 20 克，姜片、葱段各少许，蚝油 20 克，海鲜酱 25 克

调料

盐 2 克，白糖、胡椒粉各少许，料酒 3 毫升，水淀粉、食用油各适量

> **降压作用** 虾仁含有蛋白质、维生素 A、氨茶碱、钾、碘、镁、磷等营养成分，具有补肾壮阳、健胃、降压降脂等功效。

做法

1. 将洗净的青椒切开，去籽，再切片。

2. 虾仁装碗中，加入少许盐，撒上适量胡椒粉，快速拌匀，再腌渍约 15 分钟，待用。

3. 用油起锅，撒上姜片，爆香；倒入腌渍好的虾仁，炒至淡红色。

4. 放入青椒片，倒入备好的蚝油、海鲜酱。

5. 炒匀，加入少许白糖、料酒，炒匀；倒入葱段，再用水淀粉勾芡。

6. 关火后盛出炒好的菜肴，装入盘中即可。

海参

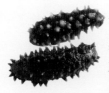

🍎 **可替换原因**

海参含胆固醇低，脂肪含量相对少，是典型的高蛋白、低脂肪、低胆固醇食物，对高血压、冠心病、高脂血症、肝炎等患者及老年人来说堪称食疗佳品。

海参养血汤

原料

猪骨 450 克，红枣 15 克，花生米 20 克，海参 200 克

调料

盐、鸡粉 2 克，料酒适量

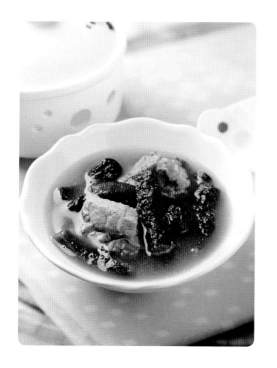

做法

1. 锅中注水烧开，倒入猪骨，淋入料酒，焯煮一会儿，捞出备用。

2. 砂锅中注水烧开，倒入备好的花生米、红枣，放入焯过水的猪骨，加入切好的海参。

3. 盖上锅盖，用大火烧开后转小火煮 90 分钟至食材熟透；揭开锅盖，淋入少许料酒，放入少许盐、鸡粉，拌匀。

4. 关火后盛出煮好的汤料，装入盘中即可。

水产

银鱼

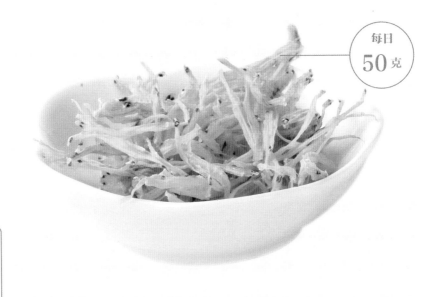

每日
50克

主要营养成分

性味归经

味甘，性平。归脾、胃经。

蛋白质、维生素E、镁、钙、铁、硒。

【降压作用】

银鱼无论干、鲜，都具有益脾、润肺、补肾的功效，是上等滋补品。银鱼还是结肠癌患者的首选辅助治疗食品。银鱼属高蛋白、低脂肪食品，高脂血症患者食之亦宜。银鱼富含多种氨基酸，营养全面，可有效降低血压、血脂，扩张动脉血管，预防高血压以及高血压性动脉硬化、脑梗死等疾病，常食可增强免疫力。

【食用注意事项】

银鱼的营养价值很高，对很多病症都有很好的食疗功效，一般人皆可食用银鱼，尤其适合体质虚弱、营养不足、消化不良、高脂血症、高血压、糖尿病、癌症、肺虚咳嗽等患者食用。但是由于其含有的嘌呤成分很高，因此痛风患者不宜食用。

银 鱼蒸粉藕

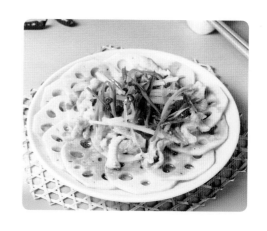

原料

莲藕250克，银鱼30克，猪瘦肉100克，葱丝、姜丝各少许

调料

盐2克，料酒5毫升，水淀粉5毫升，生抽、食用油各适量

做法

1.　洗净去皮的莲藕切成片；处理好的猪瘦肉切丝，加少许盐、料酒、水淀粉、食用油，拌匀腌渍。

2.　将莲藕整齐地摆在蒸盘上，依次放上肉丝、银鱼，待用。

3.　蒸锅上火烧开，放入蒸盘，盖上锅盖，大火蒸10分钟至熟透，将菜肴取出。

4.　热锅注油，烧至六成热，在菜肴上摆上姜丝、葱丝，浇上热油，淋上生抽即可。

菠 菜小银鱼面

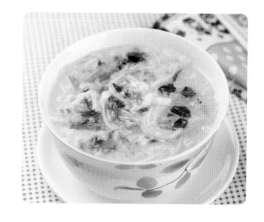

原料

菠菜60克，鸡蛋1个，面条100克，水发银鱼干20克

调料

盐2克，鸡粉少许，食用油4毫升

做法

1.　将鸡蛋打入碗中，制成蛋液；洗净的菠菜切成段；备好的面条折成小段。

2.　锅中注水烧开，放入少许食用油，再加入盐、鸡粉，撒上洗净的银鱼干，煮沸后倒入面条。

3.　盖上锅盖，用中小火煮约4分钟，至面条熟软；取下锅盖，搅拌几下，倒入菠菜搅拌匀，煮沸。

4.　倒入蛋液，煮至液面浮现蛋花即成。

武昌鱼

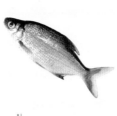

武昌鱼含有丰富的不饱和脂肪酸和钙元素，可抵抗钠的有害作用，对降低血压、促进血液循环大有益处，是高血压以及动脉硬化等心脑血管疾病患者的良好食物。

蒜烧武昌鱼

原料

武昌鱼650克，黄豆酱25克，蒜瓣60克，香菜少许

调料

盐4克，白糖2克，生抽、陈醋各5毫升，料酒15毫升，食用油适量

做法

1. 蒜瓣切去头尾，切两半；在洗净的武昌鱼两面鱼身上划一字花刀，装盘，再往两面鱼身上撒入盐，淋入料酒，腌渍。

2. 热锅注油，放入腌好的武昌鱼，稍煎1分钟至两面微焦，盛出待用。

3. 锅底留油，倒入蒜瓣爆香；倒入豆瓣酱炒匀；加料酒、生抽，注入适量清水。

4. 放入煎好的武昌鱼，加入盐、白糖、陈醋，拌匀；盖上锅盖，用小火焖10分钟。

5. 揭开锅盖，盛出焖好的武昌鱼，装盘；关火后将锅中汁液浇在鱼身上即可。

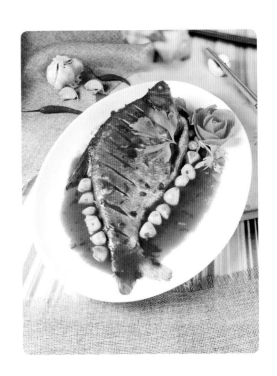

葱 香清蒸武昌鱼

原料

武昌鱼 400 克，葱丝 15 克，姜片 8 克

调料

蒸鱼豉油 10 毫升，盐 2 克，料酒 8 毫升，食用油适量

> **降压作用** 武昌鱼具有补虚益脾、养血祛风、降压降脂等功效。

做法

1. 武昌鱼划一字花刀，撒盐，淋入料酒，摆入盘中，放上姜片，腌渍 5 分钟。
2. 电蒸锅烧开上气，放入武昌鱼。
3. 盖上锅盖，调转旋钮定时 10 分钟。
4. 待 10 分钟后揭开锅盖，将鱼取出。
5. 将姜片拣去，再铺上葱丝。
6. 热锅注油烧至八成热，将热油淋在武昌鱼上，倒入蒸鱼豉油即可。

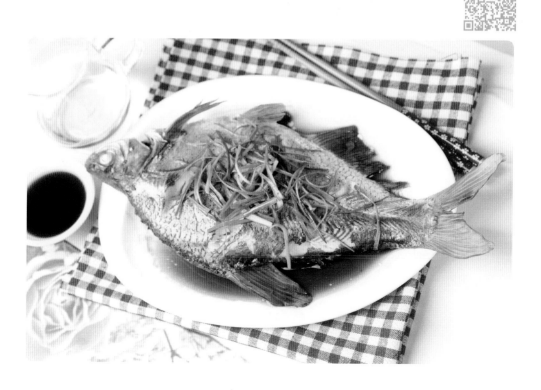

水产

海带

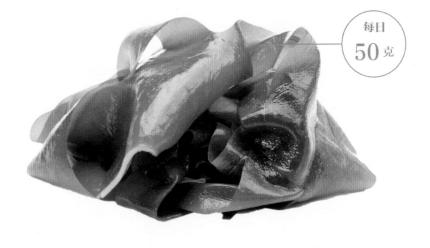

每日
50克

性味归经

性寒，味咸。归肝、胃、肾经。

主要营养成分

碘、钙、钠、镁、铁、硒、维生素A、藻多糖。

【降压作用】

海带能化痰、软坚、清热、降血压、防治夜盲症、维持甲状腺正常功能，还能抑制乳腺癌的发生。另外，海带热量很低，对于预防肥胖症颇有益。海带含有钙，可降低人体对胆固醇的吸收，降低血压。海带还含有丰富的钾，钾有平衡钠摄入过多的作用，并有扩张外周血管的作用。因此，海带对防治高血压有很好的食疗作用。

【食用注意事项】

海带的营养价值很高，对很多病症都有很好的食疗作用，甲状腺肿大、高血压、冠心病、动脉粥样硬化、急性肾衰竭、水肿等患者皆可经常食用海带，但是由于其性凉，富含碘，因此孕妇、甲状腺功能亢进患者不宜食用。

家常海带绿豆汤

原料
海带丝 70 克，绿豆 100 克

调料
冰糖 50 克

降压作用 ｜ 海带搭配绿豆一起食用，具有提高免疫力、利尿消肿、降压降脂、补钙、延缓衰老等作用。

做法
1. 砂锅中注水烧开，倒入洗净浸泡好的绿豆。
2. 盖上锅盖，烧开后用小火煮约50分钟，至食材变软。
3. 揭开锅盖，倒入备好的海带丝，拌匀搅散。
4. 再盖上锅盖，用中小火煮约20分钟至食材熟透。
5. 揭开锅盖，放入适量的冰糖，搅拌匀，煮至溶化。
6. 关火后盛出煮好的绿豆汤，装在碗中即成。

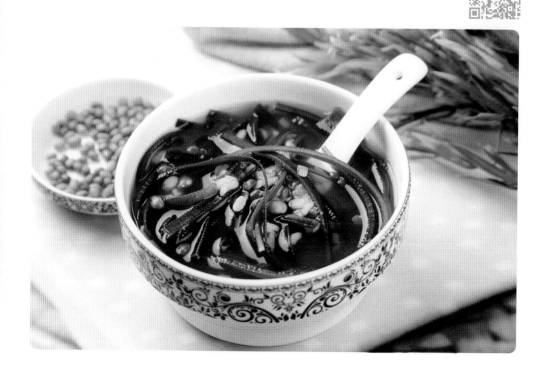

黄花菜拌海带丝

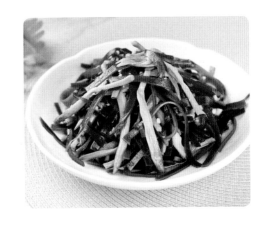

原料

水发黄花菜 100 克，水发海带 80 克，
彩椒 50 克，蒜末、葱花各少许

调料

盐 3 克，鸡粉 2 克，生抽 4 毫升，白醋
5 毫升，陈醋 8 毫升，芝麻油少许

做法

1. 将洗净的彩椒切粗丝；洗净的海带
切成细丝，备用。

2. 锅中注水烧开，淋上少许白醋，放
少许盐，倒入海带丝、黄花菜、彩椒丝
焯水，捞出。

3. 把焯煮熟的食材装入碗中，撒上蒜
末、葱花，加入少许盐、鸡粉、生抽、
芝麻油、陈醋，搅拌入味。

4. 取一个干净的盘子，盛入拌好的菜，
摆好盘即成。

甜杏仁绿豆海带汤

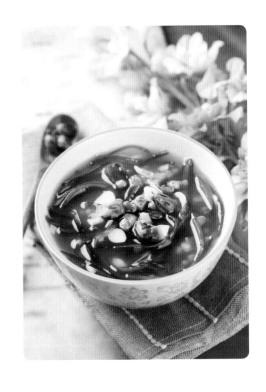

原料

甜杏仁 20 克，绿豆 100 克，海带 30 克，
玫瑰花 6 克

做法

1. 砂锅中注水烧开，倒入甜杏仁、泡
好的绿豆，拌匀。

2. 盖上锅盖，用大火煮开后转小火续
煮 30 分钟至食材熟软。

3. 揭开锅盖，加入海带丝、玫瑰花，
拌匀；煮片刻，关火后盛出煮好的汤，
装碗即可。

紫菜

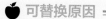

可替换原因

紫菜中含有食物纤维，可以促进排钠，预防高血压。紫菜不含胆固醇，且脂肪含量很低，非常适合高血压、高血脂患者食用。

虾皮紫菜豆浆

原料

水发黄豆 40 克，紫菜、虾皮各少许

调料

盐少许

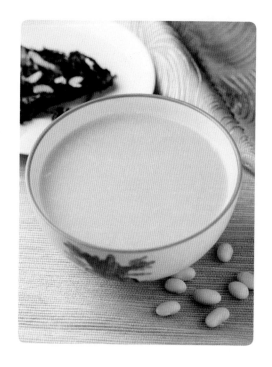

做法

1. 将已浸泡 8 小时的黄豆洗干净，倒入滤网，沥干水分。

2. 将备好的虾米、黄豆、紫菜倒入豆浆机中，注入适量清水，至水位线即可。

3. 盖上豆浆机机头，选择"五谷"程序，再选择"开始"键，开始打浆；待豆浆机运转约 15 分钟，即成豆浆。

4. 将豆浆机断电，取下机头；把煮好的豆浆倒入滤网，滤取豆浆；将滤好的豆浆倒入杯中，加入少许盐，搅匀即可。

紫 菜笋干豆腐煲

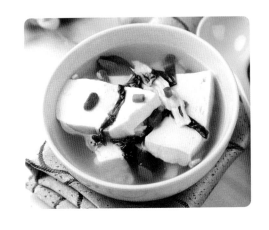

原料

豆腐150克，笋干粗丝30克，虾皮10克，
水发紫菜5克，枸杞子5克，葱花2克

调料

盐、鸡粉各2克

做法

1. 洗净的豆腐切片。

2. 砂锅中注水烧热，倒入笋干，放入
虾皮，倒入切好的豆腐，拌匀，加盖，
用大火煮15分钟至食材熟透。

3. 揭开锅盖，倒入枸杞子、紫菜，加
入盐、鸡粉，拌匀。

4. 关火后盛出煮好的汤，装在碗中，
撒上葱花点缀即可。

紫 菜生蚝汤

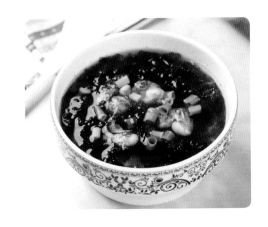

原料

紫菜5克，生蚝肉150克，葱花、姜末
各少许

调料

盐2克，鸡粉2克，料酒5毫升

做法

1. 锅中注水烧开，倒入生蚝肉，淋入
料酒，略煮一会儿。

2. 将焯煮好的生蚝肉捞出，沥干水分，
待用。

3. 另起锅，注水烧开，倒入生蚝肉、姜末、
紫菜，加入盐、鸡粉搅匀，略煮片刻。

4. 关火后将煮好的汤料盛入碗中，撒
上葱花即可。

可替换食材

海藻

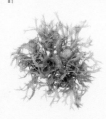

🍎 **可替换原因**

海藻中富含海藻纤维，适度增加海藻纤维的摄取量可以降低血压、血液胆固醇及血糖量，对心脏、血管有利，可预防各种心脑血管疾病。

海 藻墨鱼汤

原料

墨鱼肉 75 克，水发海藻 40 克，水发海带丝 60 克，猪瘦肉 80 克，姜片、葱段各少许

调料

盐、鸡粉各 2 克，料酒 7 毫升

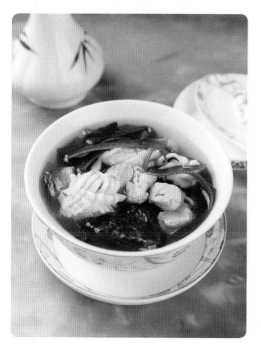

做法

1. 将洗净的猪瘦肉切小块，洗好的墨鱼肉切片，分别焯水。

2. 砂锅中注水烧开，倒入焯过水的材料，撒上姜片、葱段，淋入适量料酒。

3. 盖上锅盖，烧开后用小火煮约 30 分钟至食材变软；揭开锅盖，放入洗净的海藻，拌匀，倒入备好的海带丝。

4. 再盖上锅盖，用中小火续煮约 20 分钟至食材熟透；揭开锅盖，加入少许盐、鸡粉，拌匀，略煮一会儿至汤汁入味即成。

药　药
茶　膳

166　152

Part
4

特效药膳药茶，轻松降低血压

将有助于降血压的中药材和常见食材相结合，就能做出美味又健康的药膳药茶，帮助高血压患者轻轻松松降低血压。

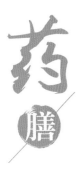

药膳

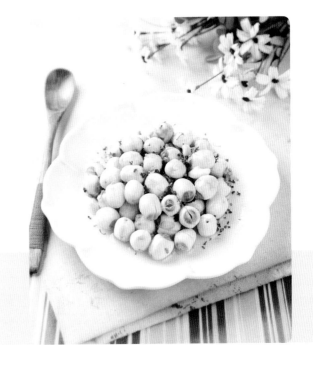

风味蒸莲子

原料

水发莲子 250 克，桂花 15 克

调料

白糖 3 克，水淀粉适量

降压作用 莲子具有补脾止泻、养心安神等作用，莲子心能够有效降低血压，适合高血压患者食用。

做法

1. 备一个干净的碗，倒入泡好的莲子，加入白糖、桂花，充分拌匀食材，待用。

2. 蒸锅中注水烧开，放入备好食材的碗。

3. 加上锅盖，用大火蒸 40 分钟至食材熟透。

4. 揭开锅盖，取出蒸好的莲子，将碗倒扣在盘子上，倒出汁液，把碗揭开。

5. 另起锅，倒入汁液，加入清水，放入白糖，拌匀至溶化。

6. 加入水淀粉，拌匀至汁液呈稠状，浇在蒸好的莲子上即可。

枸杞百合蒸木耳

原料

百合50克，枸杞子5克，水发木耳100克

调料

盐1克，芝麻油适量

做法

1. 取空碗，放入泡好的木耳，倒入洗净的百合。

2. 加入洗净的枸杞子，淋入芝麻油，加入盐，搅拌均匀，将拌好的食材装盘。

3. 备好已注水烧开的电蒸锅，放入食材。

4. 盖上锅盖，调好时间旋钮，蒸5分钟至熟；揭开锅盖，取出即可。

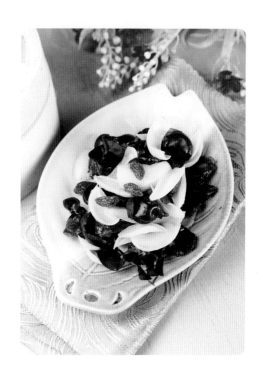

枸杞冬菜蒸白切鸡

原料

白切鸡450克，冬菜25克，枸杞子15克，姜蓉、葱花各3克

调料

盐2克，鸡粉1克，芝麻油、食用油各适量

做法

1. 将备好的白切鸡斩成块儿。

2. 把鸡块装在大碗中，放入盐、姜蓉、鸡粉，倒入备好的冬菜，淋上芝麻油，拌匀，转到另一碗中，摆好造型。

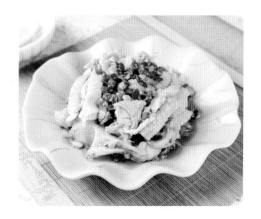

3. 再倒扣在蒸盘中，撒上洗净的枸杞子。

4. 备好电蒸锅，烧开水后放入蒸盘，盖上锅盖，蒸约15分钟，取出，撒上葱花，浇上热油即可。

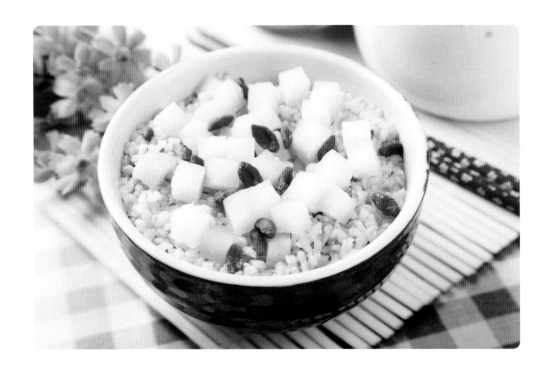

糙米凉薯枸杞饭

原料

凉薯 80 克, 泡发糙米 100 克, 枸杞子 5 克

做法

1. 将泡发好的糙米倒入碗中, 加入清水, 没过糙米 1 厘米处。

2. 蒸锅中注水烧开, 放入装好糙米的碗。

3. 盖上锅盖, 大火蒸 40 分钟至糙米熟软。

4. 揭开锅盖, 放入凉薯, 铺平, 撒上枸杞。

5. 盖上锅盖, 转中火继续蒸 20 分钟至食材熟透。

6. 关火, 揭开锅盖, 取出蒸好的糙米凉薯枸杞饭, 待稍凉即可食用。

红枣杏仁小米粥

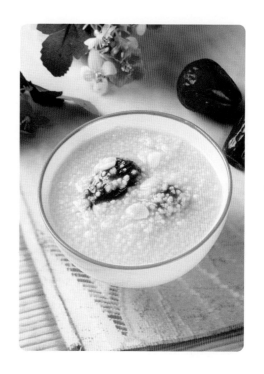

原料

红枣2颗，杏仁40克，水发小米250克

做法

1. 热水锅中倒入洗净的红枣，放入杏仁。
2. 再倒入泡好的小米，拌匀。
3. 盖上锅盖，用大火煮开后转小火续煮30分钟至食材熟软。
4. 揭开锅盖，搅拌几下，以免粘锅底；关火，盛出煮好的粥品，装碗即可。

黄芪灵芝粥

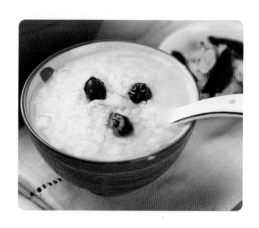

原料

水发大米160克，黄芪、红枣、灵芝、当归、人参片各少许

做法

1. 砂锅中注水烧开，放入洗净的黄芪、当归、灵芝。
2. 盖上锅盖，用中火煮约15分钟至其析出有效成分，揭开锅盖，捞出药材。
3. 放入备好的红枣、人参片，再倒入洗净的大米，搅拌均匀。
4. 再盖上锅盖，烧开后用小火煮约1.5小时；揭开锅盖，搅拌均匀，关火后盛出即可。

山药杏仁银耳羹

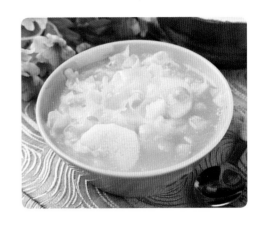

原料

水发银耳 180 克，山药 220 克，杏仁 25 克

调料

白糖 4 克，水淀粉适量

做法

1. 将去皮洗净的山药切开，再切薄片；洗好的银耳切成小朵。
2. 锅中注入适量清水烧热，倒入山药片，放入洗净的杏仁，倒入切好的银耳。
3. 盖上锅盖，烧开后转小火煮约 15 分钟，至食材熟透，揭开锅盖，加入白糖搅拌。
4. 用水淀粉勾芡，煮至汤汁浓稠；关火后盛出煮好的银耳羹，装在碗中即可。

党参黄芪蛋

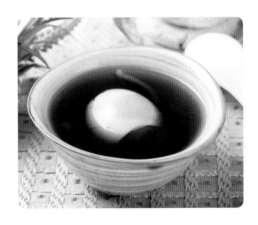

原料

党参、黄芪各 15 克，熟鸡蛋 2 个

调料

红糖 20 克

做法

1. 砂锅中注入适量清水，倒入备好的党参、黄芪。
2. 盖上锅盖，用小火煮 15 分钟至药材析出有效成分。
3. 揭开锅盖，放入熟鸡蛋，倒入备好的红糖，搅拌均匀；盖上锅盖，续煮 5 分钟。
4. 关火后把煮好的汤料盛出，装入碗中即可。

木瓜干贝玉米须排骨汤

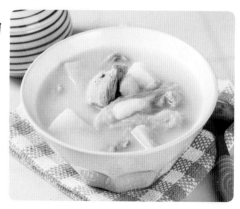

原料

排骨块200克，干贝10克，木瓜块80克，鲜百合20克，玉米须5克，高汤适量

调料

盐2克

做法

1. 锅中注水烧开，倒入洗净的排骨块，搅拌均匀，煮约2分钟，焯去血水，关火后捞出排骨。

2. 将排骨过一下冷水，装盘备用。

3. 砂锅中注入高汤烧开，倒入木瓜块、干贝、鲜百合、排骨块、玉米须，搅拌均匀。

4. 盖上锅盖，用大火烧开后转小火煮1~3小时至食材熟透，加盐调味即可。

眉豆冬瓜玉米须瘦肉汤

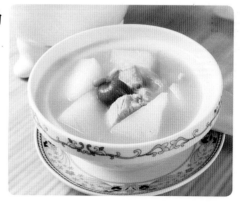

原料

冬瓜块100克，玉米须5克，猪瘦肉丁80克，水发眉豆40克，姜片、蜜枣各少许，高汤适量

调料

盐2克

做法

1. 锅中注入适量清水烧开，倒入猪瘦肉丁，快速搅散，捞出。

2. 将猪瘦肉丁过一遍冷水，沥干水分，备用。

3. 砂锅中注入高汤烧开，放入猪瘦肉丁、姜片、眉豆、玉米须、蜜枣、冬瓜块。

4. 盖上锅盖，用大火烧开后转小火煮3小时至食材熟透，加入少许盐，搅匀调味即可。

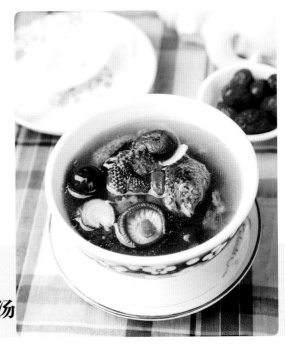

西 洋参黄芪养生汤

原料

西洋参、黄芪、茯苓、枸杞子、红枣、小香菇各适量，乌鸡块200克

调料

盐2克

降压作用　西洋参有益气补元的作用，黄芪补气固表，佐以茯苓、枸杞子、红枣，既有助于恢复元气，又有降血压的功效。

做法

1.　将茯苓、黄芪装入隔渣袋，扎紧袋口备用。

2.　锅中注入适量清水，大火烧开，倒入乌鸡块，搅匀焯去血水；捞出，待用。

3.　将所需泡发的食材均泡发好，装入碟子待用。

4.　砂锅中注入适量清水，倒入乌鸡块，放入泡发好的红枣、隔渣袋，放入西洋参、小香菇，搅拌匀。

5.　用大火煮开后转小火煮1.5小时，放入枸杞子，搅拌均匀。

6.　盖上锅盖，用小火续煮20分钟，加入少许盐，搅匀调味，盛入碗中即可。

薄荷鸭汤

原料

鸭肉块 350 克，玉竹 2 克，百合 15 克，薄荷叶、姜片各少许

调料

盐 2 克，鸡粉 3 克，料酒、食用油各适量

降压作用 薄荷具有疏风散热、清凉利咽、降压降脂等功效，可用于咽喉肿痛、高血压、肠热便结等症。

做法

1. 锅中注水烧开，倒入鸭肉块，淋入适量料酒，焯去血水，捞出备用。
2. 用油起锅，放入备好的鸭肉块、姜片，炒匀；淋入少许料酒，炒匀提味。
3. 关火后盛出鸭肉块，装入盘中，备用。
4. 砂锅置于火上，放入玉竹、鸭肉，注入清水，淋入料酒，盖上锅盖，用大火煮开后转小火煮 30 分钟。
5. 揭开锅盖，放入百合、薄荷叶，续煮 15 分钟至食材熟透，放入盐、鸡粉，拌匀调味即可。

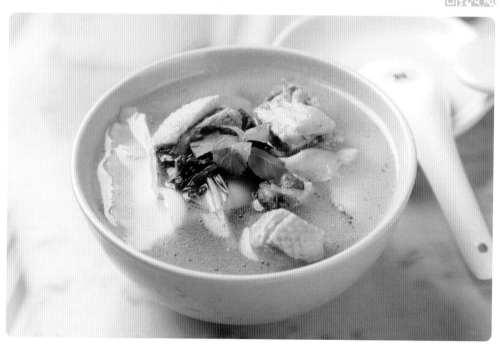

荷 叶扁豆绿豆汤

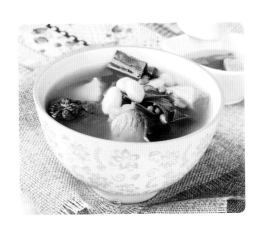

原料

猪瘦肉 100 克，荷叶 15 克，水发绿豆 90 克，水发扁豆 90 克，陈皮 30 克

调料

盐 2 克

做法

1. 洗净的猪瘦肉切大块。

2. 锅中注水烧开，放入猪瘦肉块，焯煮片刻，关火后捞出待用。

3. 砂锅中注水烧开，倒入猪瘦肉块、荷叶、陈皮、扁豆、绿豆，拌匀，盖上锅盖，用大火煮开后转小火煮 1 小时至熟。

4. 揭开锅盖，加入盐，搅拌片刻至入味；关火后盛出煮好的汤，装入碗中即可。

决 明鸡肝苋菜汤

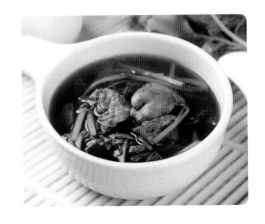

原料

苋菜 200 克，鸡肝 50 克，决明子 10 克

调料

盐 2 克，料酒 5 毫升

做法

1. 处理干净的鸡肝切成片，备用。

2. 锅中注水烧开，倒入鸡肝，淋入少许料酒，略煮一会儿，捞出待用。

3. 砂锅中注入清水烧热，倒入决明子，盖上锅盖，烧开后转中火煮 30 分钟捞出决明子，留汤汁。

4. 倒入备好的苋菜，煮至软，放入鸡肝，略煮，加入盐，搅拌至食材入味即可。

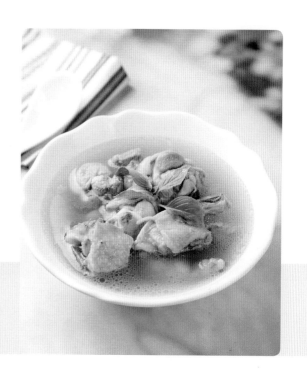

黄芪鸡汤

原料

鸡肉块550克，陈皮、黄芪、桂皮各适量，姜片、葱段各少许

调料

盐2克，鸡粉适量，料酒7毫升

<table>
<tr><td rowspan="1">降压作用</td><td>黄芪除了有很好的降压作用之外，亦为补中益气之佳品，具有补气固表、利尿脱毒、排脓敛疮、生肌的功效。</td></tr>
</table>

做法

1. 锅中注水烧开，放入洗净的鸡肉块，拌匀，焯煮一会，淋上少许料酒，去除血渍；捞出，沥干水分，待用。

2. 砂锅中注入适量清水烧干，放入黄芪，撒上姜片、葱段。

3. 倒入洗净的桂皮、陈皮，放入鸡肉块，淋入少许料酒。

4. 盖上锅盖，用大火烧开后改小火煮约55分钟至食材熟透。

5. 揭开锅盖，加入少许盐、鸡粉，拌匀调味，略煮，至汤汁入味即可。

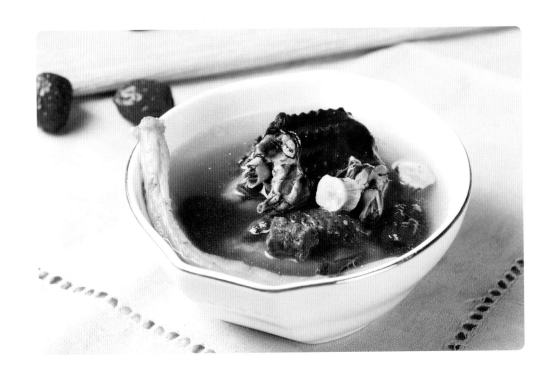

田 七牛膝杜仲煲乌鸡

原料

乌鸡块 300 克，杜仲 15 克，红枣 30 克，
田七、牛膝、黄芪、党参各少许

调料

盐 2 克

| 降压作用 | 田七能明显扩张血管，降低冠脉阻力，增加冠脉流量，增加营养性心肌血流量，有益于降血压。 |

做法

1. 锅中注水烧开，倒入乌鸡块，拌匀，焯煮约 2 分钟，去除血渍后捞出，沥干水分，待用。

2. 砂锅中注入适量清水烧热，倒入乌鸡块。

3. 放入洗净的杜仲、红枣、田七、牛膝、黄芪和党参，拌匀。

4. 盖上锅盖，用大火烧开后转小火煮约 2.5 小时至食材熟透。

5. 揭开锅盖，加入少许盐，拌匀，改中火略煮，至汤汁入味；关火后盛出煮好的乌鸡汤，装在碗中即可。

西洋参煲乌鸡

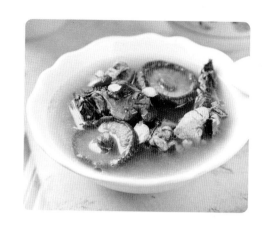

原料

乌鸡块 650 克，水发香菇 45 克，西洋参、陈皮各少许

调料

盐、鸡粉各 2 克，料酒 6 毫升

做法

1. 锅中注水烧开，倒入洗净的乌鸡块，淋入少许料酒，搅拌均匀，焯煮约 2 分钟，去除血渍，捞出待用。

2. 砂锅中注入清水烧热，倒入陈皮、香菇、乌鸡块，淋上少许料酒。

3. 用大火烧开后改小火炖煮约 50 分钟至药材析出有效成分，撒上西洋参，拌匀。

4. 用中小火续煮约 20 分钟，至食材熟透，加入少许盐、鸡粉，拌匀，转中火略煮，至汤汁入味即可。

当归黄芪红枣煲鸡

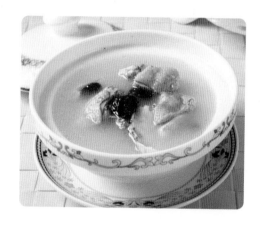

原料

鸡肉块 250 克，红枣 30 克，当归 15 克，黄芪 8 克，高汤适量

调料

盐 2 克

做法

1. 锅中注水烧开，倒入洗净的鸡肉块，搅拌均匀，煮约 2 分钟，焯去血水；关火后捞出鸡肉块，过一下冷水，装盘备用。

2. 砂锅中注入适量高汤烧开，倒入洗好的红枣、当归、黄芪。

3. 放入鸡肉块，搅拌均匀，盖上锅盖，用大火烧开后转小火炖 1 ～ 3 小时至食材熟透。

4. 揭开锅盖，加入盐，拌匀调味；盛出炖煮好的汤料，装入碗中即可。

健脾山药汤

原料

排骨 250 克，姜片 10 克，山药 200 克

调料

盐 2 克，料酒 5 毫升

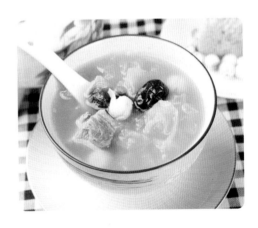

做法

1. 锅中注水烧开，放入切好洗净的排骨，加入少许料酒，焯煮约 5 分钟至去除血水及脏污，捞出待用。

2. 砂锅中注水烧开，放入姜片，倒入排骨，加入料酒，用小火煮 30 分钟。

3. 放入洗净切好的山药，拌匀，用大火煮开后转小火续煮 30 分钟至所有食材入味。

4. 加入盐，拌匀；关火后盛出煮好的汤，装碗即可。

益母莲子排骨汤

原料

益母草、莲子、红枣、山楂、银耳各适量，排骨块 200 克

调料

冰糖适量

做法

1. 将益母草、莲子、红枣、山楂、银耳洗净；将益母草装入隔渣袋中，系好。

2. 将红枣、山楂、银耳、莲子分别泡发，沥干水分；将银耳切去根部，切成小朵；排骨块焯水。

3. 砂锅中注水烧开，放入汤料、排骨块，拌匀，盖上锅盖，用大火煮开后转小火续煮 1.5 小时至食材有效成分析出。

4. 加入冰糖，拌匀，续煮 15 分钟至冰糖溶化；关火后盛出煮好的汤，装碗即可。

莲 子 百 合 安 眠 汤

原料

莲子 50 克，百合 40 克，水发银耳 250 克

调料

冰糖 20 克

降压作用

百合具有养心安神、清心除烦等作用，和莲子一起食用，有降血压的作用。

做法

1. 泡好洗净的银耳切去黄色根部，改刀切小块。

2. 砂锅中注水烧开，倒入切好的银耳、泡好的莲子，拌匀。

3. 盖上锅盖，用大火煮开后转小火续煮 40 分钟至食材熟软。

4. 揭开锅盖，放入泡好的百合，拌匀。

5. 盖上锅盖，续煮 20 分钟至熟。

6. 揭开锅盖，加入冰糖，搅拌至溶化；关火后盛出煮好的甜汤，装碗即可。

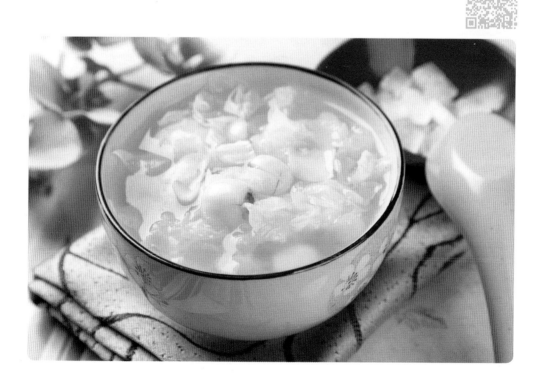

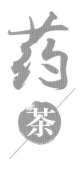

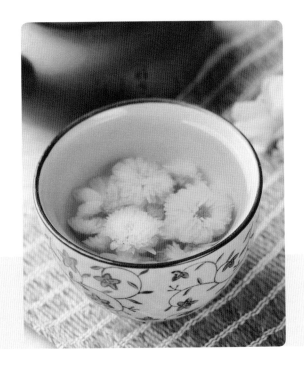

党 参菊花茶

原料

党参 15 克，菊花 6 克

降压作用
菊花对高血压引起的眩晕、头痛有治疗作用。

做法

1. 砂锅中注水烧开，放入洗净的党参。

2. 盖上锅盖，用小火煮约 20 分钟至其析出有效成分。

3. 揭开锅盖，放入洗好的菊花，搅拌均匀。

4. 盖上锅盖，煮约 3 分钟至菊花析出有效成分。

5. 揭开锅盖，将煮好的茶水装入碗中即可。

菊 花普洱茶

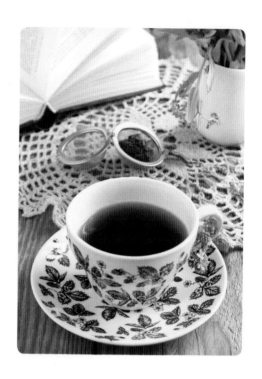

原料

普洱茶叶 15 克，菊花 2 克

做法

1. 取备好的茶壶，放入普洱茶叶，注入少许开水，冲洗一遍。
2. 去除杂质，倒出壶中的热水，撒上洗好的菊花，再次注入适量开水至八九分满。
3. 盖上壶盖，浸泡约 5 分钟至散出花香味。
4. 另取一个干净的茶杯，倒出壶中泡好的普洱茶，趁热饮用即可。

鲜 薄荷柠檬茶

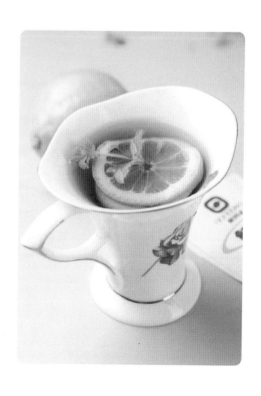

原料

柠檬 70 克，鲜薄荷叶少许，热红茶适量

调料

冰糖适量

做法

1. 洗净的柠檬切薄片。
2. 取一个瓷杯，注入备好的热红茶。
3. 放入柠檬片，加入少许冰糖。
4. 最后点缀上几片薄荷叶，浸泡一会儿即可饮用。

菊花枸杞茶

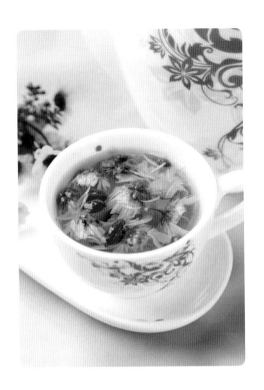

原料

菊花 10 克，枸杞子 15 克

做法

1. 取一碗清水，放入枸杞子，清洗干净；捞出枸杞子，沥干水分后放入盘中，待用。

2. 另取一个茶杯，放入备好的菊花，注入适量温开水，冲洗一下。

3. 倒出杯中的水分，备用。

4. 再次向杯中注入适量开水至九分满，撒上枸杞子，闷一会儿，趁热饮用即可。

灵芝茶

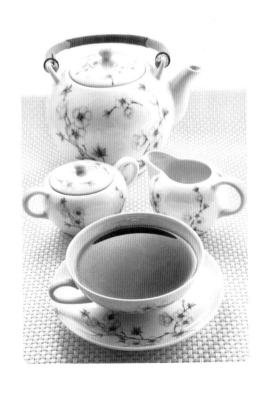

原料

灵芝 7 克

做法

1. 砂锅中注水烧开，放入洗好的灵芝。

2. 盖上锅盖，用小火煮 20 分钟，至其析出有效成分。

3. 揭开锅盖，略搅片刻。

4. 把煮好的灵芝茶盛出，装入茶杯中即可。

三 花清火茶

原料

白菊、野菊各 5 克，金银花 3 克

做法

1. 取一个茶杯，倒入备好的白菊、野菊、金银花。

2. 注入适量开水，冲洗一下，滤出水分。

3. 再向杯中注入适量开水至八九分满。

4. 盖上杯盖，泡约 5 分钟；揭开杯盖，趁热饮用即可。

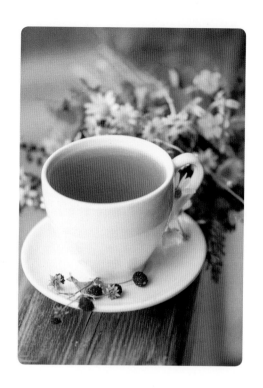

罗 布 麻 降 压 茶

原料

罗布麻 6 克，山楂、五味子各 5 克，

调料

冰糖 20 克

做法

1. 砂锅中注水烧开，倒入洗净的罗布麻、山楂、五味子，搅拌均匀。

2. 盖上锅盖，煮沸后用小火煮约 15 分钟。

3. 揭开锅盖，放入备好的冰糖，拌至溶化。

4. 关火后盛出，稍微冷却后即可饮用。

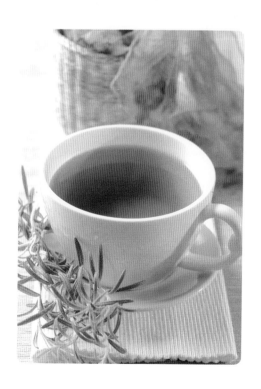

金银花丹参饮

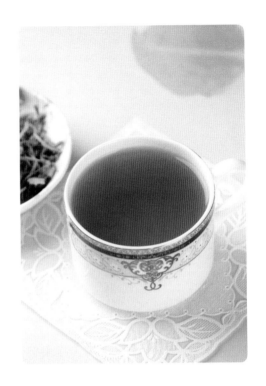

原料

金银花5克，丹参5克

做法

1. 砂锅中注水烧开，倒入洗净的金银花、丹参。
2. 盖上锅盖，煮沸后用小火煮约15分钟至其析出有效成分。
3. 揭开锅盖，拌煮一会儿。
4. 盛出煮好的药茶，滤取茶汁，装入茶杯中即成。

夏枯草金钱草茶

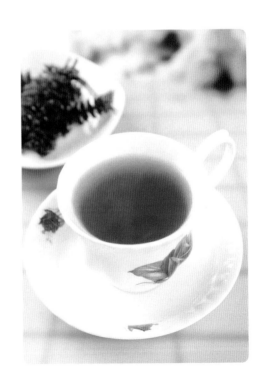

原料

夏枯草5克，金钱草5克

做法

1. 砂锅中注入适量清水烧开。
2. 放入备好的夏枯草、金钱草。
3. 盖上锅盖，用大火煮约15分钟至药材析出有效成分。
4. 关火后将煮好的药汁滤入杯中即可。

黄芪红枣枸杞茶

原料

黄芪 15 克，红枣 5 颗，枸杞子 5 克

做法

1. 锅中注入适量清水，倒入黄芪、红枣，浸泡约 25 分钟，使之煮时容易熟软。
2. 盖上锅盖，用大火煮开后转小火，续煮 20 分钟至药材析出有效成分。
3. 揭开锅盖，放入枸杞子，拌匀；盖上锅盖，稍煮一会儿至枸杞子熟软。
4. 揭开锅盖，关火后盛出煮好的药汤，装碗即可。

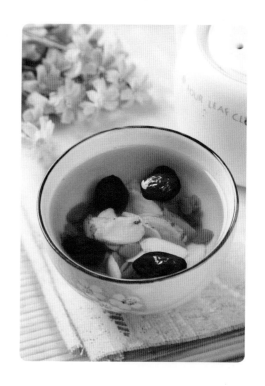

芦荟红茶

原料

芦荟 80 克，菊花 10 克，红茶包 1 个

调料

蜂蜜少许

做法

1. 洗净的芦荟取果肉，切小块。
2. 锅置火上，放入芦荟肉和菊花，注入适量清水，用大火煮约 3 分钟。
3. 关火后盛出菊花茶，装入杯中，放入红茶包，浸泡一会儿。
4. 加入少许蜂蜜，拌匀即可。

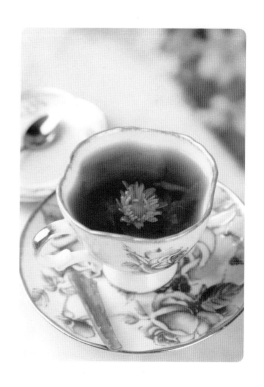

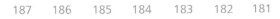

Part

5

慎吃食材

高血压患者在日常饮食中，要慎吃一些不利于控制血压的食物，如高盐、高脂等食物。只有在日常饮食中避开这些食物，才能够更加有效地控制血压。

肥猪肉

« **不宜吃肥猪肉的原因**

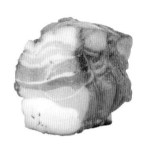

❶ 肥猪肉的脂肪含量很高，容易引起肥胖，不利于控制高血压病情。

❷ 肥猪肉中含有大量的饱和脂肪酸，可与胆固醇结合并沉淀于血管壁上，诱发动脉硬化等症。

猪蹄

« **不宜吃猪蹄的原因**

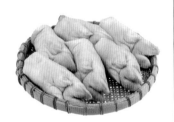

❶ 猪蹄的热量较高，且含有较多的脂肪和胆固醇，高血压患者多食容易引起肥胖，甚至引发心脑血管等症。

❷ 猪蹄中含量丰富的胶原蛋白，性质较稳定，不易被消化，胃肠功能较弱的高血压患者要慎食。

猪肝

« **不宜吃猪肝的原因**

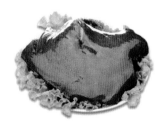

❶ 猪肝的热量较高，多食不利于高血压患者体重的控制。

❷ 猪肝中胆固醇含量较高，多食可导致胆固醇在动脉壁上沉积，使血管管腔狭窄，导致血压升高，甚至可引发冠心病等。

猪大肠

« 不宜吃猪大肠的原因

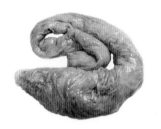

❶ 猪大肠的脂肪含量较高，高血压患者食用后容易导致脂肪堆积，引起肥胖，不利于体重的控制。

❷ 猪大肠中的胆固醇含量较高，过多摄入可使血管管腔狭窄，导致血压升高，不利于血压的控制。

猪肾

« 不宜吃猪肾的原因

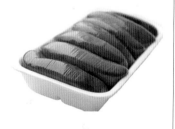

❶ 多食猪肾易造成胆固醇在动脉壁的堆积，导致血管管腔狭窄，使血压升高，增加心脏的负荷，还可能引发冠心病。

❷ 猪肾性寒，高血压患者多为中老年人，肠胃功能相对较弱，进食过多，容易引起腹泻等症状。

猪肚

« 不宜吃猪肚的原因

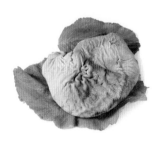

❶ 猪肚和其他动物内脏器官一样，含有较高的胆固醇，容易引发动脉硬化。

❷ 猪肚有补虚损、健脾胃的功效，适用于气血虚损、身体瘦弱者，但是对于身体强壮的高血压患者不适宜。

猪脑

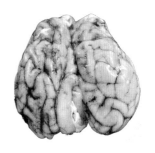

❶ 猪脑中的胆固醇含量极高，患有高胆固醇血症、冠心病以及高血压的人不宜多吃，否则可加重病情。

❷ 猪脑性寒，脾胃功能较弱的高血压患者如食用过多，容易引起腹泻等。

猪血

《 不宜吃猪血的原因

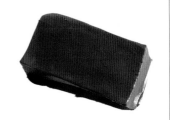

❶ 猪血中的铁含量较丰富，其以血红素铁的形式存在，容易被人体吸收利用，但食用过多有可能造成铁中毒，会影响机体对其他矿物质的吸收。

❷ 猪血中含有较多的猪自身新陈代谢的废物，食用过多会给人体带来较大的负担。

牛肝

《 不宜吃牛肝的原因

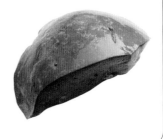

❶ 牛肝的热量较高，多食不利于高血压患者体重的控制。

❷ 牛肝的胆固醇含量很高，多食可使血液中的胆固醇和三酰甘油水平升高，胆固醇堆积在血管壁会造成血管管腔狭窄，使血压升高。

羊肉

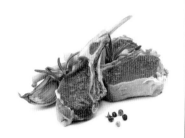

❶ 羊肉中的蛋白质含量较多，过多摄入动物性蛋白质可引起血压波动，对高血压病情不利。

❷ 羊肉是助元阳、补精血、疗肺虚、益劳损之佳品，但是高血压患者多属肝阳上亢体质，多食会助阳伤阴，加重高血压病情。

狗肉

《 **不宜吃狗肉的原因**

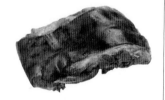

❶ 狗肉中蛋白质含量较高，高血压患者应限制动物性蛋白质的摄入，故不宜多食狗肉。

❷ 中医认为，狗肉热性大、滋补力强，高血压患者食用后会使血压升高，甚至会导致脑血管破裂出血，所以患有高血压病患者不宜食用狗肉。

鹿肉

《 **不宜吃鹿肉的原因**

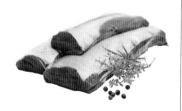

❶ 鹿肉中的蛋白质含量较高，且为动物性蛋白质，多食可引起血压波动，高血压患者应慎食。

❷ 中医认为，鹿肉属于纯阳之物，补益肾气之功居所有肉类之首，但是高血压患者多属于阳盛体质，故不宜多食，否则可助热上火，加重病情。

鹅肉

« **不宜吃鹅肉的原因**

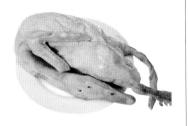

❶ 鹅肉的热量较高，过量摄入可在体内转化为脂肪堆积，引起肥胖，不利于高血压病情。

❷ 鹅肉中含有较多的脂肪，高血压患者食用后，脂肪可与胆固醇结合沉积在血管壁，容易引起脑卒中等症。

麻雀肉

« **不宜吃麻雀肉的原因**

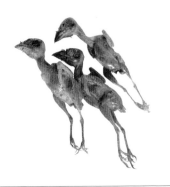

❶ 麻雀的加工方法主要为油炸等方式，制作出来的麻雀肉热量很高，高血压患者不宜食用。

❷ 麻雀肉性温助热，凡阳热亢盛或阴虚火旺者不宜食用，而高血压患者多属于肝阳上亢体质，食用后会加重病情。

鸡胗

« **不宜吃鸡胗的原因**

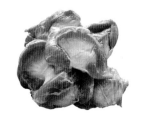

❶ 鸡胗的热量较高，多食不利于高血压患者体重的控制。

❷ 鸡胗的蛋白质含量较高，且属于动物性蛋白质，高血压患者应限制摄入。

鸭蛋

« **不宜吃鸭蛋的原因**

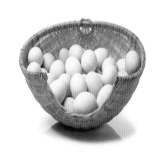

❶ 鸭蛋的热量较高，过量摄入可在体内转化为脂肪堆积，不利于高血压患者体重的控制，而且还有可能引发高脂血症等。

❷ 鸭蛋中胆固醇含量很高，如摄入过多容易引起高胆固醇血症，进而引发冠状动脉粥样硬化。

咸鸭蛋

« **不宜吃咸鸭蛋的原因**

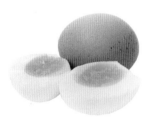

❶ 咸鸭蛋的热量较高，多食不利于高血压患者体重的控制。

❷ 咸鸭蛋中的胆固醇含量极高，过多的胆固醇沉积于血管内皮，可形成脂斑，进而造成动脉管腔狭窄，使血压升高，甚至引发冠心病。

松花蛋

« **不宜吃松花蛋的原因**

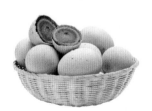

❶ 松花蛋的热量较高，高血压患者不宜多食，否则容易引起肥胖。

❷ 松花蛋中的胆固醇含量很高，低密度胆固醇在血管内皮的堆积可造成管腔狭窄，使血压升高，甚至引发冠心病。

熏肉

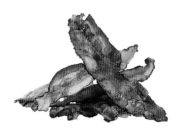

❶ 熏肉的热量很高，食用后可引起肥胖，不利于体重的控制，高血压患者不宜吃。

❷ 熏肉的脂肪含量很高，大量的脂肪摄入可能引发脑卒中、动脉粥样硬化等并发症，肥胖型的高血压患者尤其要注意。

腊肠

« 不宜吃腊肠的原因

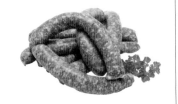

❶ 腊肠中肥肉比例高达 50% 以上，热量极高，脂肪含量也很高，食用后不利于体重的控制，尤其是肥胖型的高血压患者不宜吃。

❷ 腊肠的蛋白质含量较高，且为动物性蛋白质，高血压患者不宜多食。

烤鸭

« 不宜吃烤鸭的原因

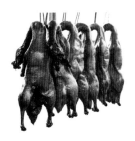

❶ 烤鸭中的热量和脂肪含量均很高，大量食用容易引起肥胖，不利于体重和高血压病情的控制。

❷ 有部分烤鸭在不规范的制作过程中可能产生致癌的亚硝酸盐物质，对高血压患者不利。

炸鸡

« **不宜吃炸鸡的原因**

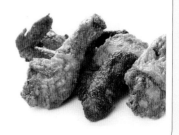

❶ 炸鸡的热量很高，高血压患者食用后不利于体重的控制。

❷ 炸鸡的蛋白质含量较高，且属于动物性蛋白质，高血压患者多食可能引起血压波动，不利于病情的控制。

牛油

« **不宜吃牛油的原因**

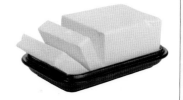

❶ 牛油中含有大量脂肪，热量极高，高血压患者过多食用容易引发肥胖，不利于体重的控制。

❷ 牛油中含有大量的胆固醇和饱和脂肪酸，二者可结合并沉积在血管内皮，形成脂斑，引发冠心病。

猪油

« **不宜吃猪油的原因**

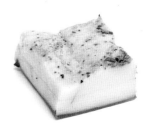

❶ 猪油的热量极高，容易使人发胖，不利于高血压患者体重的控制,肥胖型的高血压患者要注意。

❷ 猪油中饱和脂肪酸和胆固醇的含量均很高，高血压患者食用后，增加了患动脉硬化等心脑血管并发症的风险。

黄油

《 不宜吃黄油的原因

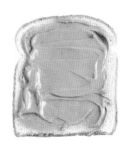

❶ 黄油的主要成分是脂肪，热量极高，尤其是肥胖型的高血压患者不宜食用。

❷ 黄油中饱和脂肪酸和胆固醇的含量很高，容易引发动脉硬化等并发症，所以高血压患者不宜食用。

鱼子

《 不宜吃鱼子的原因

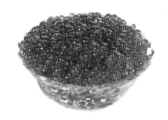

❶ 鱼子的热量较高，多食不利于高血压患者体重的控制。

❷ 鱼子胆固醇含量很高，低密度胆固醇在血管内皮的堆积可导致管腔变窄，从而使血压升高，甚至引发冠心病。

蟹黄

《 不宜吃蟹黄的原因

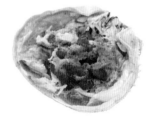

蟹黄中胆固醇的含量非常高，可能会导致血压升高。过量的胆固醇堆积在血管内皮下，还可形成脂斑，甚至引发冠状动脉粥样硬化，对高血压患者十分不利，所以高血压患者和高胆固醇患者均应慎食。

雪里蕻

« 不宜吃雪里蕻的原因

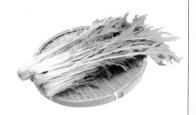

❶ 雪里蕻常常被腌制成咸菜，含盐量极高，腌制的雪里蕻含钠量可达 3.3% 以上，高血压患者多食容易引起水肿、血压升高。

❷ 高血压患者多属肝阳上亢体质，而雪里蕻性温，可积温成热，加重高血压病情。

咸菜

« 不宜吃咸菜的原因

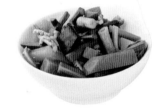

❶ 咸菜含钠量高达 7.2% 以上，高血压患者食用后，容易引起血压升高，不利于血管健康。

❷ 咸菜在腌制过程中可能产生致癌的亚硝酸盐，高血压患者不宜食用。

荔枝

« 不宜吃荔枝的原因

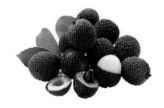

荔枝性温，有上火症状、阴虚火旺的人皆不宜吃。高血压初期患者多由于肝火过旺导致肝阳上亢，肝火旺盛是症结所在，治疗多以清肝泻火、平肝潜阳为主，多食荔枝会积温成热，加重高血压患者面红目赤、急躁易怒等症状。

榴莲

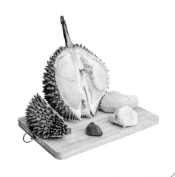

❶ 榴莲热量较高，高血压患者不宜大量食用。

❷ 榴莲属于高脂水果，含有大量的饱和脂肪酸，高血压患者多吃会使血液中的总胆固醇含量升高，导致血管栓塞、血压升高，甚至可导致冠心病、脑卒中。

杨梅

《 不宜吃杨梅的原因

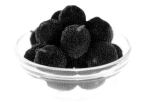

❶ 中医认为，高血压初期患者多为肝阳上亢，食用助热上火的食物会加重病情，而杨梅性温，多食可积温成热，故高血压患者应忌吃。

❷ 杨梅含有一定的脂肪，且其他营养成分如维生素C等含量较低，高血压患者多食无益。

苏打饼干

《 不宜吃苏打饼干的原因

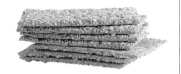

❶ 苏打饼干含有较多的钠，会升高血压、加重水肿，所以高血压患者、心衰和水肿的患者均不应食用。

❷ 苏打饼干中的含糖量和脂肪含量都很高，高血压患者食用后不利于体重的控制。

薯片

《 不宜吃薯片的原因

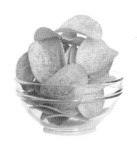

❶ 薯片属于高热量的食物，食用后容易使人发胖，不利于控制高血压病情。

❷ 薯片的脂肪含量很高，高血压患者食用过多可使血中胆固醇与脂肪含量升高，从而产生高血脂。

巧克力

《 不宜吃巧克力的原因

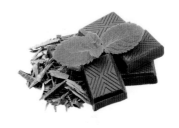

巧克力高糖、高油、高热量，是典型的增肥食物，医学界将超重和肥胖确认为高血压发病的重要原因之一。虽然并非所有肥胖者都有高血压，但是控制体重已经成为高血压患者降低血压的一个重要途径。所以，高血压患者不宜食用巧克力。

咖啡

《 不宜喝咖啡的原因

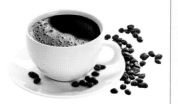

❶ 咖啡的热量和碳水化合物含量均较高，脂肪含量也不低，高血压患者多食不利于体重的控制。

❷ 咖啡中含有咖啡因，单是咖啡因就能使血压上升 5 ~ 15 毫米汞柱，尤其是在情绪紧张时，压力加上咖啡因的作用会让血压大大升高。

浓茶

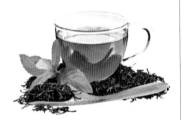

　　浓茶中含有浓度较高的咖啡因，可使人心跳加快，从而升高血压，增加心脏和肾脏的负担，不利于控制高血压病情。

白酒

« 不宜喝白酒的原因

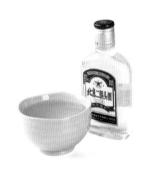

　　❶ 白酒的热量较高，多喝容易引起肥胖，不利于高血压患者体重的控制。

　　❷ 白酒中的酒精成分会影响肝脏内的内源性胆固醇的合成，使血浆中的胆固醇以及三酰甘油的浓度升高，容易造成动脉硬化。

冰激凌

« 不宜吃冰激凌的原因

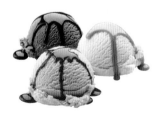

　　❶ 冰激凌的热量、碳水化合物和脂肪含量均较高，高血压患者多食不利于体重的控制。

　　❷ 冰激凌等冷饮进入胃肠后会突然刺激胃，使血管收缩、血压升高，加重病情，并容易引发脑出血。

比萨

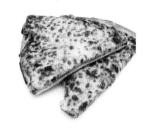

❶ 比萨的脂肪含量较高，高血压患者多食不利于体重的控制。

❷ 比萨的原料多有黄油、乳酪等，这些物质都含有大量的饱和脂肪酸和胆固醇，高血压患者长期食用可引发动脉硬化等症。

方便面

《 不宜吃方便面的原因

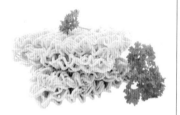

❶ 方便面是一种高热量、高脂肪、高碳水化合物的食物，高血压患者不宜食用。

❷ 方便面在制作过程中大量使用棕榈油，其含有的饱和脂肪酸可加速动脉硬化的形成。

芥末

《 不宜吃芥末的原因

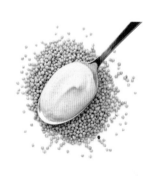

❶ 芥末的热量和碳水化合物含量很高，而且它还会刺激胃液和唾液的分泌，增进食欲，让人不自觉地进食更多的食物，从而容易引发肥胖。

❷ 芥末具有催泪性的强烈刺激性辣味，食用后可使人心跳加快、血压升高，高血压患者须慎食。

附录一 高血压知识答疑

了解更多血压知识对每一位高血压患者及其家属都是非常有益的，以下所列出的关于血压以及用药的问题均为比较常见的，患者应熟悉。

高血压就是高血压病吗？

专家解答： 高血压并不一定都是高血压病，血压升高的影响因素很多，剧烈运动、服用某些药物等都会引起血压升高。所以，在测量得到的血压值偏高时，应进行多次的血压测量，当医生诊断为高血压时，应进一步做全面的身体检查。如果是因为肾脏等出现病变而导致的高血压，称为继发性高血压。

什么是临界高血压？

专家解答： 临界高血压也称边缘型高血压，其测得的血压值在正常血压至确诊高血压之间。血压稍偏高，各重要器官如心、脑、肾无器质性损害是其特点。临界高血压者易发展成高血压病，心血管并发症的发生概率及病死率也比正常人高出 2 倍，它大多数情况下不伴随任何不适症状，且没有器质性的损害。

为什么有些高血压没有明显征兆？

专家解答： 很多高血压患者没有明显的临床症状，这有两个方面的原因：一是血压升高的速度较慢，身体处于逐渐适应的状态，所以不产生不适症状；二是动脉硬化需经过较长一段时间才会逐渐形成，只有在动脉血管壁增厚 75% 以上时各种症状才会表现出来。

Q **A** 高血压患者需要做哪些基本检查？

专家解答：高血压患者的临床检查有血液检查、尿液检查、心电图、胸部X线、肾盂造影等，其他检查有心肺的听诊、上肢和下肢的血压测定、体位的血压变动检查、腹部和颈部的血管杂音检查、眼底检查等。

Q **A** 血压偏高但没不舒服，需要治疗吗？

专家解答：偶尔的血压稍微偏高，可能是由于一些生理因素造成的，但是多次测量结果偏高，且可排除影响因素，那么即使没有不舒服的症状，也要引起重视，应及时接受治疗与调整血压，否则易加速动脉硬化的发生。

Q **A** 高血压患者如何选择降压药？

专家解答：目前高血压的治疗主要还是依靠药物，其他方法只能作为辅助措施。但是长期服用降压药物都有一定的副作用，而且大部分高血压患者需要2~3种药物联合应用，才能稳定、持续控制血压。所以在医生指导下规范、合理用药，以达到降压达标、减少药物副作用就显得十分重要。

Q **A** 血压降得越快越好吗？

专家解答：很多人心急想要血压快点达标，擅自服用多种降压药物或是擅自增加药物的剂量，其实这是不正确的，而且这样做可引起严重的后果。

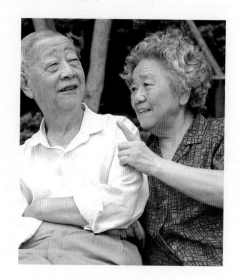

Q 血压控制到什么程度才算好?

A **专家解答:** 没有严重的合并症的高血压患者,可将血压降至正常范围,即140/90 毫米汞柱(18.7/128 千帕)以下。若病程较长,合并有冠心病的患者,舒张压不宜降至 85 毫米汞柱(11.4 千帕)以下,以免诱发急性心肌梗死。

对于需要立即降压处理的高血压急症,应在短期内给予降压,但降压时应有一定的限制,血压下降幅度一般不应超过 25%,不要求立即降至正常范围。

Q 胖子更容易得高血压吗?

A **专家解答:** 是的。体重是引发高血压、糖尿病、高血脂等疾病的重要因素。据统计结果显示,体重超出标准体重 10%、30%、50%、80% 的人,其高血压发病率分别为 10%、20%、25%、60%。可见,体重与高血压的发病率成正比例关系。

Q 瘦子也会得高血压吗?

A **专家解答:** 现代医学与营养学有一个"体脂肪"的概念,指的是身体所包含的脂肪重量,体脂肪率则指脂肪组织在身体成分中占的比率。体脂肪率过高,意味着包围着心脏、肝脏等重要器官的脂肪量过多,可引发相关疾病。

所以,身体瘦小的人虽然体重在标准范围之内,但是如果体内积聚了过多危害健康的脂肪,那么也很容易导致高血压等心血管疾病。

Q 高血压是否会遗传?

A **专家解答:** 遗传因素在原发性高血压的发病中起着非常重要的作用。许多人通过大量事例对高血压与遗传因素的关系进行了深入细致的研究,结果显示:双亲血压均正常者,子女患高血压的概率是 3%;父母一方患高血压病者,子女患高血压的概率是 28%;而双亲均为高血压患者,其子女患高血压的概率是 45%。

高血压和高脂血症有关系吗?

专家解答: 高血压病的发生、发展与高脂血症密切相关,大量研究资料表明,许多高血压患者伴有脂质代谢紊乱,血中胆固醇和三酰甘油的含量较正常人显著增高,而高密度脂蛋白、胆固醇含量则较低。另外,许多高脂血症也常合并高血压,两者呈因果关系,但何为因何为果,目前尚不十分清楚,很多专家认为它们之间互为因果,共同作用于人体。

高血压患者为什么容易中风(脑卒中)?

专家解答: 高血压患者容易发生中风的主要原因包括:
①长期高血压未作适当的降压治疗。
②过分降压及对高血压的恐惧。
③气候变化、环境、情绪等的因素的影响。

高血压患者发生便秘怎么办?

专家解答: 出现便秘的高血压患者平时应充分摄入蔬菜、水果等含较多植物纤维的食物,多喝水,早晨起床时喝杯凉开水或牛奶有利于排便。排便时切勿屏气用力,这样会使血压升高 40 ~ 50 毫米汞柱,常是脑中风发作的引子。如确实排便困难,必要时可服用麻子仁丸、石蜡油等药物。

运动可使血压下降吗?

专家解答: 目前认为,运动一来可以使高血压患者情绪安定、心情舒畅,让工作和生活中的紧张焦虑情绪得到缓解,使全身处于紧张状态的小动脉得以舒张,从而促使血压下降;二来可以增加微血管血流和改善血管功能;三来通过运动可以达到既减肥又降压的目的,可以改善血脂、血糖,并使体重下降、血压正常。

Q **高血压患者都适合运动疗法吗？**

A **专家解答：** 不是所有的高血压患者都适合运动疗法，运动疗法只适用于临界高血压、轻度和中度原发性高血压及部分病情稳定的重度高血压患者。血压波动很大的重度高血压患者，或出现严重并发症（如严重心律失常、心动过速、脑血管痉挛、心力衰竭、不稳定型心绞痛、肾功能衰竭等）的重症高血压患者，以及出现高血压药物不良反应而未能控制者和运动中血压易过度增高者均不能采用运动疗法。

Q **怎样选择血压计？**

A **专家解答：** 家庭用的自动血压计必须每半年至一年检查一次，最好是在值得信赖的商店购买。买前请先试用，选择易于使用、说明书浅显易懂的血压计；检查血压计的精确度是否良好。最好选择专门制造血压计同时也制造大型医疗器械的厂商的产品为佳。

Q **如何正确测量血压？**

A **专家解答：** 测量血压应尽可能在温暖、安静的环境中测量。测量前先上厕所安静地待数分钟，应松开领带，脱去衬衫；血压计缠臂的部分应与心脏在同一高度；心情确实难以平静时，做几次深呼吸后再重新测量；服用降压药期间，遵照医生指示，在站立或侧卧状态下进行测量。当血压比以前略高或略低时，要沉住气，不可血压一升高就焦虑忧愁，一降低就得意忘形。

Q **睡前服用降压药效果会好点吗？**

A **专家解答：** 高血压患者睡前服用降压药使血压降低，在入睡后血压会进一步降低，这种情况下极易形成血栓，所以高血压患者睡前应尽量避免服用降压药物。高血压患者晚上正确的服药方法是睡前2小时服药，还要随时测量血压，勿使血压过低。

附录二 有助于降血压的运动

虽然高血压是目前发病率较高、并发症较多、不容易根治的慢性疾病之一，但是只要高血压患者改变不良的饮食习惯和生活方式，再结合运动调养，就可以有效地降低血压。运动调养主要有散步、慢跑、钓鱼、游泳、松静功等，高血压患者坚持这些运动来调养，可有效地降低血压。

散步

散步是防治高血压的有效方法，散步的优点是不易受伤且动作柔和，特别适合肥胖及老年患者。散步几乎对所有的高血压患者均适用，即使伴有心、脑、肾并发症也能收到较好的治疗效果。据观察，高血压患者在平地上长时间步行，能使舒张压明显下降。

高血压患者散步前要适当活动身体，均匀呼吸。散步时肩要平、背要直，抬头挺胸，目视前方，手臂自然摆动，手脚合拍。另外，散步的同时可进行有节奏的摆臂扩胸，还可配合擦双手、捶打腰背、揉摩胸腹、拍打全身等动作，有利于疏通气血。

高血压患者每次宜散步10~30分钟，每天一两次。可采取慢速散步（每分钟60~70步）、中速散步（每分钟80~90步）、快速散步（每分钟90步以上）三种方式。

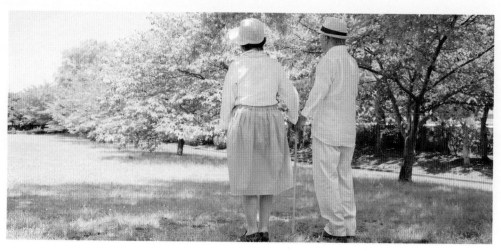

慢跑

慢跑（每分钟120~140米）能减轻体重、降低血脂，有助于降低血压。同时慢跑可促进机体的代谢，调节大脑皮质功能，改善或消除高血压患者头晕、头痛、失眠等症状。慢跑适合轻度高血压患者。

高血压患者在慢跑前应做几分钟的准备活动，活动肢体的各个关节，然后由步行逐渐过渡到慢跑，刚开始跑的距离可短一些。慢跑时两手轻轻微握，上臂和前臂肘关节屈曲成90度左右，全身肌肉放松，上身略前倾，两臂自然下垂摆动，腿不宜抬得太高。身体重心要稳，呼吸深长均匀，与步伐有节奏地配合。不能用足跟先着地，要先前脚掌先着地。慢跑时可采取慢跑与步行交替的方法进行，以不感到难受、不喘粗气、头不晕、最高心率120~130次/分钟为宜。

慢跑要在空气清新且平整的道路上进行。慢跑时最好用鼻子呼吸，避免用口呼吸，防止引起恶心、呕吐、咳嗽等不适感。慢跑中如果出现呼吸困难、胸痛、心悸、腹痛等症状，应立即减速或停止跑步。不要在饭后立即跑步，也不宜在跑步后立即进食。慢跑结束前，要逐渐减速或改为步行，切忌突然停止，以免出现不良反应。

钓鱼

人在垂钓时，容易集中注意力，忘记许多烦心事。钓鱼可以让人情绪稳定，有助于增强身体免疫力，对平衡血压也有很大的辅助作用，是高血压患者不错的选择。此外，由于垂钓的环境一般在比较幽静的水边，垂钓者会有一种脑清气爽的感觉。在大自然中吸入清新的空气，可以改善高血压患者的心肺功能，对辅助治疗高血压有很大的益处。

高血压患者垂钓时应心无杂虑，心中只想着鱼儿咬钩。等待鱼儿上钩时可以静坐，注意力高度集中。垂钓1小时后可以把鱼竿支好，起来走动走动，并适时闭目休息或向远处眺望，在收竿换饵间可使全身得到锻炼。另外，在流水水域垂钓比在静水水域垂钓疗效更为理想，因为在流水水域里钓鱼时情况变化莫测，妙趣横生，更利于高血压患者的心理调节。

高血压患者不宜在土质松软的岸边悬竿垂钓，以免发生落水意外。鱼咬钩后要耐心放线回钩，慢慢与鱼周旋，千万不能太心急，否则会有失足落水的危险。在水草茂密的地方垂钓时要注意蛇的侵袭。垂钓应避开正午，选在早晚气温较适宜时进行，并要做好防晒准备，最好戴宽沿的遮阳帽或茶色镜。

游泳

　　游泳能全面提高人的心肺功能，有效缓解大脑的紧张程度，具有预防和治疗高血压的作用。游泳对中老年人因动脉粥样硬化所造成的高血压有较好的辅助调养作用。原发性高血压一期且症状并不严重者适合游泳，尤其是老年或肥胖的高血压患者。

　　高血压患者游泳前应做好准备活动，比如用冷水擦浴，做徒手操，做肢体伸展运动，使肌肉和关节活动开，防止受伤及意外事件的发生。游泳速度不要过快，也不要过猛。游泳时间不宜过长，一般在水中停留 30~60 分钟为宜。

　　高血压患者应慎游冬泳，空腹和饭后都不宜游泳。有心、脑、肾等并发症（如原发性高血压二期、原发性高血压三期）或在高血压症状比较明显时，最好不要游泳，以免发生脑卒中等危险。

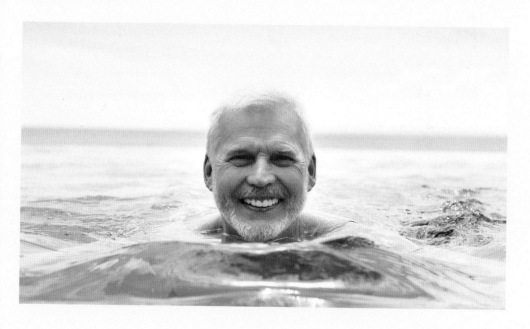

瑜伽

　　练习瑜伽对身体的拉伸、呼吸、消化、循环等的都有调节作用。取莲花坐姿，吸气，上身前倾，双手支撑地板，右臂穿过左臂下方，带动身体向左转，右耳贴地，呼气。注意双肩依然保持在一条直线上，背部不要拱起，尽力往前。注意臀部不要移动。吸气，伸直左臂，向天空方向延伸，带动头部向左上方转动，右肩放在地板上，感受双臂朝两个方向的延伸。呼气，收回左臂，右臂合十。眼睛看向斜上方的方向，保持 8 ~ 10 个呼吸的时间。收回时，先用左臂支撑肩部，再缓慢收回身体。

　　练习瑜伽要尽可能穿着简单、宽松。练习时最好光着脚，并摘掉手表、腰带或其他饰物，保持空气流通对于调息练习很重要。垫子要有支撑性，太软或太硬都不好，千万不能让脚下打滑。长期练习可以降低血压和改善血液循环，对高血压病患者大有益处。需要注意的是，高血压病患者需要先咨询医生是否能够安全练习瑜伽姿势与呼吸技法。另外，不要做任何会使心跳加快的激烈姿势；不要屏气。

松静功

　　练功前做好准备工作，选择整洁安静、空气新鲜的场所。若在室内，则需空气流通，不迎风；要把衣带、纽扣、鞋带及较紧衣物解开，以保证身体舒适和血脉流通。练功前应先安定情绪，保证精神愉快，以便练功时思想集中。然后，摆好练功的姿势，坐姿应用宽凳子或椅子，高度以使练功者膝关节屈 90 度为宜，头颈和上身要坐直，身体保持端正，胸部略向前稍俯，臀部向后稍微凸出。如果用盘膝坐法，则双手相握或重叠向上，贴于小腹或放小腿上。两眼微闭，注视鼻尖，口微闭，舌抵上颚；若用卧式，可仰卧于木板床上，上半身垫高些，腿伸直，足尖向上，双手放大腿两侧；站式时将双脚分开，宽与肩齐，脚尖稍向内，膝微屈，含胸，腰挺直，两臂抬起，肘低于肩、手平于肩，双手相距 33 厘米，手心相对手指屈曲，如抱大球，眼口微闭。接着头部放松，双肩放松，垂肩坠肘，胸部放松内含，腹部放松回收，腰部放松挺直，全身放松，做到自然舒畅，气沉丹田。最后是收工法。